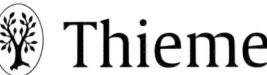

Danksagung

Ein solches Werk alleine auf die Beine zu stellen ist nicht möglich. Daher möchte ich mich bei allen direkt und indirekt Beteiligten herzlich bedanken. Besonders intensiv haben mich mit Ratschlägen, Korrekturen und Tipps Prof. M. Röthlin und Dr. M. Schüler betreut.
Weiterhin großen Anteil haben meine chirurgischen Lehrer, nachfolgend in alphabetischer Reihenfolge genannt:

  Dr. med. M. Baschung,
  Dr. med. C. Bilat,
  Dr. med. U. Bischofberger,
  Dr. med. F. Hardegger,
  Dr. med. C. de Montmollin,
  Prof. Dr. med. M. Röthlin,
  Dr. med. M. Schüler,
  Dr. med. R. Specker,
  Dr. med. T. Steffen.

Last but not least möchte ich mich bei meinem Vater bedanken, der die ursprüngliche Idee zu dieser Publikation hatte.

Monika Hagen

Tipps und Hinweise

„Der kleine Hagen" ist eine Sammlung von beispielhaften Operationsberichten zur Vorbereitung und als Diktierhilfe für den operativen Einsteiger. Alle Fälle sind rein fiktiv, hätten aber auch so auftreten können.

Daher ist beim Nutzen dieses Buches zu beachten, dass jeder chirurgische Fall individuell ist. Je nach Patient, Krankheit, Vorgeschichte und auch Krankenhaus werden verschiedene Indikationen gestellt. Ebenfalls die Durchführung der Operation (Lagerung, Narkose, Durchführung des eigentlichen Eingriffs…) kann sehr unterschiedlich verlaufen oder auch nur in kleinen Details variieren. In Abhängigkeit von den Variablen „Indikation" und „Operation" gibt es natürlich auch die verschiedensten postoperativen Vorgehensweisen.

Daher ist es wichtig, die Operationsberichte nicht einfach abzudiktieren, sondern korrekt zu beschreiben, was bei der jeweiligen Operation durchgeführt und welches postoperative Prozedere geplant wurde. „Der kleine Hagen" ist ein Leitfaden, aber keine Vorlage.

Mehr Informationen rund um „den kleinen Hagen" finden Sie unter: http://www.thieme.de/specials/derkleinehagen/.

Vorwort

Ein x-beliebiger Tag aus dem Leben eines x-beliebigen chirurgischen Assistenten: Der Tag beginnt eigentlich wie immer, nämlich grauenhaft. Der Wecker klingelt zu laut und vor allem zu früh. Durch das frühe Aufstehen fühle ich mich etwa 15 Jahre älter als ich eigentlich bin, im Spiegel entdecke ich neue Falten und immer mehr graue Haare. In der ganzen Hetze komme ich mal wieder zu spät zur frühmorgendlichen Besprechung, und das stimmt den Chef übellaunig. Ich bewege mich gerade zu meiner Station, wo endloser Papierkrieg, nervige Studenten und lange Visiten warten, als da plötzlich und unerwartet die tägliche Routine unterbrochen wird: Der immer gutgelaunte Co-Chef begrüßt mich einem fröhlichen Lächeln auf dem Gesicht und sagt: „Oberarzt Y ist krank. Er war für Operation X vorgesehen. Hast du nicht Lust die Operation zu machen, ich assistiere dir?" Und da scheint sich das Blatt zu wenden. Die erste eigene Operation. Endlich einmal, nach monatelangem Warten…

Alles läuft wie geschmiert: Unter den Anweisungen des geduldigen Co-Chefarztes erledigt sich die Operation wie von alleine. Die letzten Stiche der Hautnaht sitzen perfekt, jetzt nur noch der Verband, und da passiert es: Der Co-Chef verkündet „Gut gemacht, du schreibst dann bitte auch den OP-Bericht!!!!" Und da stehe ich wie der Esel vor dem Berg. OP-Bericht schreiben??? Wie soll ich nur exakt formulieren, was ich da gerade unter Anleitung (schneide hier, nähe da…) vollbracht habe? Und so stirbt die Hoffnung auf einen besseren Tag…

Genau diese Situation kennt jeder chirurgische Assistent in der Ausbildung. Der OP-Bericht, das schwarze Loch der Chirurgie. Ungewohnte Ausdrucksweise und seltsame Form für den Lernenden. Ohne Übung fällt es einfach schwer, diesen Bericht exakt und korrekt zu formulieren. Und hier hilft „Der kleine Hagen": beispielhafte OP-Berichte, die in abgeänderter Version so abdiktiert werden können. Weiterhin dient die Sammlung als hilfreiches Vorbereitungswerk. Zusammen mit einem Anatomieatlas, den jeder aus dem Studium besitzt, können die Operationen exakt nachvollzogen und dann später selbst ausgeführt werden.

Dennoch sollten die Beispielberichte nicht einfach abdiktiert werden. So gibt es gerade in der Medizin immer unterschiedliche Vorgehensweisen und Meinungen. Art und Durchführung des Eingriffs sollten stets abgestimmt werden. Insbesondere im Bereich der Traumatologie gibt es verschiedene Wege zum Ziel. So können für eine Fraktur verschiedene Implantate geeignet sein. Ebenfalls unterliegt die Nachsorge oft nicht wissenschaftlich etablierten Regimes, sondern den Erfahrungen des Behandelnden. So dient „Der kleine Hagen" nicht als starre Vorlage, sondern als beispielhafte Guideline für den Unerfahrenen. Er ist damit ein Werk, das für jeden lernenden Chirurgen nützlich ist.

Kreuzlingen, im Frühjahr 2005

Monika Hagen

Inhaltsverzeichnis

1 Die Kleine-Hagen-Nahtlehre

Hier sind die wichtigsten Arten der Hautnaht aufgelistet.

Einfache Einzelknopfnaht

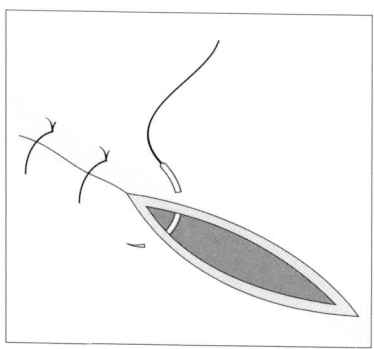

Senkrechte Durchstechung der Haut und schräge Führung durch die Subkutis auf beiden Wundseiten. Anschließend wird ein Knoten angelegt.

Donati-Rückstichnaht

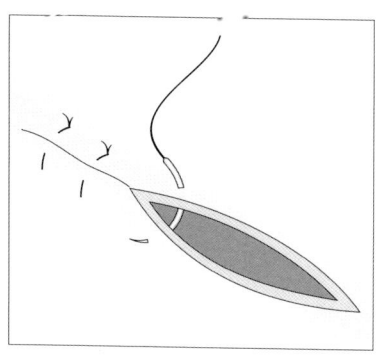

1. Schritt: Durchstechung von Haut und Subkutis beider Wundseiten wie bei der einfachen Einzelknopfnaht.

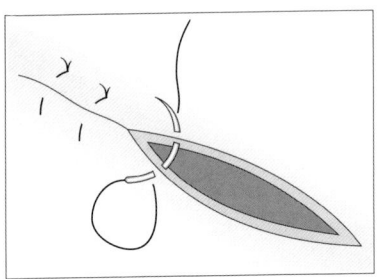

2. Schritt: Rückstich im Niveau der Haut auf beiden Wundseiten und Anlage eines Knotens.

Allgöwer-Rückstichnaht

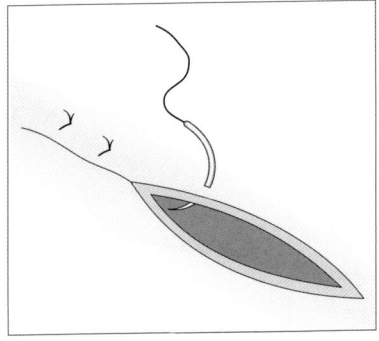

1. Schritt: Durchstechung von Haut und Subkutis auf der ersten Wundseite wie bei der einfachen Einzelknopfnaht.

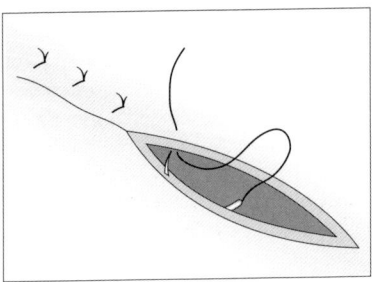

2. Schritt: Einstechen tief durch das Subkutangewebe und Austreten im Niveau der Haut auf der zweiten Wundseite.

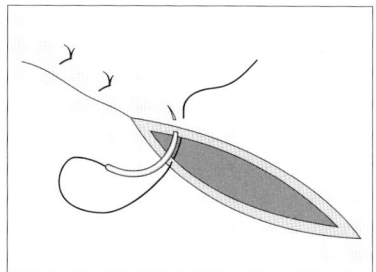

3. Schritt: Nun Rückstich im Niveau der Haut auf der ersten Wundseite und Anlage eines Knotens.

Fortlaufende Hautnaht

Durchstechen der Haut und der Subkutis wie bei der einfachen Einzelknopfnaht an beiden Wundseiten, ohne jeweils einen Knoten zu platzieren. Knoten werden zu Anfang und am Ende des Nähens angebracht.

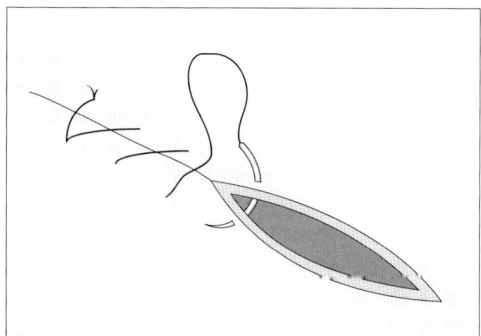

Fortlaufende Intrakutannaht

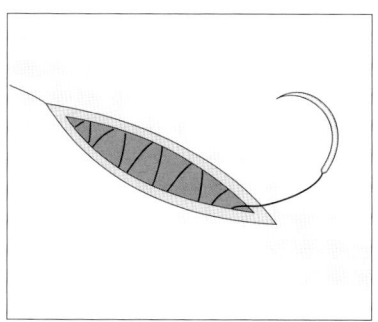

Fadenverlauf komplett intrakutan (im Niveau der Haut bzw. innerhalb des Koriums), wobei bei jedem Stich etwa eine halbe Strecke zurückgestochen wird. Wichtig für ein kosmetisch ansprechendes Ergebnis ist die absolut gleichmäßige Stichfolge. Zu Nahtbeginn und -ende gibt verschiedene Techniken, wie z. B. versenkte Knoten, Knoten außen auf der Haut oder Anbringen von Clips.

Zeitpunkt der Nahtentfernung

Prinzipiell werden bei Kindern die Fäden früher entfernt. Eine spätere Entfernung des Nahtmaterials ist zu empfehlen bei verzögerter Wundheilung, z. B. durch Diabetes mellitus, Eiweißmangel, Kortikosteroidtherapie, Restspannung über der Wunde oder sehr alten Patienten.

Tabelle 1.**1**

Gesicht und Hals	ab Tag 4–5
Rumpf und Leistenregion	ab Tag 8–10
Obere Extremität	ab Tag 10–12
Untere Extremität	ab Tag 12–14

2 Haut und Weichteile

Wundversorgung

Indikation: Der Patient berichtet bei notfallmäßiger Einlieferung, er sei beim Fußballspielen mit dem rechten Unterschenkel gegen eine Eisenstange gestoßen und habe sich dabei die unten beschriebene Verletzung zugezogen. Klinisch zeigt sich eine etwa 10 cm lange Riss-Quetsch-Wunde an der Außenseite des rechten Unterschenkels distal des Kniegelenks ohne Beteiligung desselben oder der Bursa. Die Verletzung reicht bis in das Subkutangewebe. Radiologisch zeigt sich keine Fraktur. Sensibilität, Motorik und Durchblutung distal der Verletzung erhalten. Tetanusschutz vorhanden. Aufgrund der Größe der Verletzung wird die Indikation zur Wundversorgung im Operationssaal gestellt.

Operation: Der Eingriff erfolgt in Rückenlage und Spinalanästhesie. Präoperative Single-Shot–i. v.-Antibiose. Nach sorgfältiger Desinfektion und sterilem Abdecken wird die Verletzung zunächst gründlich gespült und sämtliche Verschmutzungen ausgewaschen. Die Wunde wird sparsam debridiert (Wegschneiden von nekrotischen Wundrändern mit einem Messer, auch „operative Wundausschneidung nach Friedrich" genannt). Es erfolgt die Einlage von 2 Penrose-Drainagen (kleine Gummischläuche, die etwa aussehen wie ein abgeschnittener, langer, dünner Luftballon; Drainage empfohlen bei verschmutzen und unterminierten Wunden) in die Hohlräume und Ausführen derselben im Bereich der beiden Wundenden. Hautverschluss mittels Einzelknopfnähten. Steriler Wundverband (darauf achten, dass die Penrose-Drainagen keinen Hautkontakt haben). Ruhigstellung mittels konfektionierter Knieschiene (Ruhigstellung wird empfohlen bei Wunden in Arealen, die Bewegungen ausgesetzt sind).

Procedere: Regelmäßige Wundkontrollen. Am 3.–4. postoperativen Tag Entfernung der Penrose-Drainagen. Entfernung der Hautnaht am 12.–14. postoperativen Tag. Tragen der Knieschiene bis zur gesicherten Wundheilung. Orale Antibiose für 5 Tage (bei Infektionsgefahr, z. B. verschmutzen Wunden, jedoch v.a. bei sauberen Wunden nicht zwingend notwendig).

Debridement:

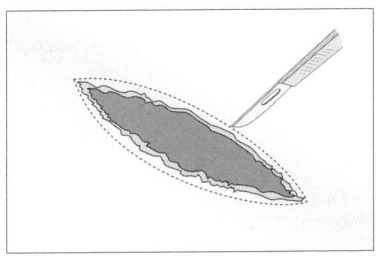

Wundrevision

Indikation: Der Patient sei vor 2 Tagen beim Skaten auf das linke Knie gestürzt. Dabei habe er sich eine tiefe Riss-Quetsch-Wunde am Oberschenkel zugezogen. Am selben Tag erfolgte ein Wundverschluss durch den Hausarzt. Weiterhin bekam der Patient eine Antibiose per os. Bei der heutigen Nachkontrolle durch den Hausarzt fiel eine eitrige Entzündung der Wunde auf. Es wird die Indikation zur Wundrevision gestellt.

Operation: Der Eingriff erfolgt in Kurznarkose und Rückenlage. Hautdesinfektion und steriles Abdecken. Eröffnung der alten Naht. Es entleert sich Pus. Ein Wundabstrich wird entnommen. Es erfolgt die sorgfältige Spülung der Wunde. Sparsames Anfrischen der Wundränder und vorsichtiges Säubern der Wunde mit einem scharfen Löffel. Feuchter Wundverband mit sterilen Kompressen.

Procedere: Regelmäßige Wundkontrollen. Weiterhin orale Antibiose bis zum gesicherten Abklingen der Entzündungsreaktion. Eventuell Anpassen der Antibiose nach Erhalt des Antibiogramms. Zweimal tägliches Spülen der Wunde. Abwarten der Heilung per secundam bzw. Anlage einer Sekundärnaht, je nach weiterem Verlauf.

Abszessinzision

Indikation: Der Patient klagt über Schmerzen und Rötung am linken Knie, die seit etwa 4 Tagen bestünden. Distal–lateral der linken Patella befindet sich eine etwa 2 mm große Eröffnung mit einer 2-Euro-Stück–großen Rötung in der Umgebung. Deutliche Druckdolenz in diesem Bereich. Es entleeren sich Pus und Blut (Nicht den Herd ausdrücken! Vor allem im Gesicht nicht drücken, da man eine Sepsis provozieren kann!). Präoperativ Entnahme eines Abstrichs. Es wird die Indikation zur Abszessinzision gestellt.

Operation: Der Eingriff erfolgt in Rückenlage und Larynxmaskennarkose. Single-Shot-Antibiose i. v. präoperativ. Hautdesinfektion und steriles Abdecken. Um die Porenöffnung am linken Knie wird in Hautspaltrichtung eine etwa 2.5 cm lange Hautspindel exzidiert. Unter dem Exzidat zeigt sich eine etwa 2-mal 1 cm große Abszesshöhle, die somit komplett abgedeckt wurde. Es zeigt sich keine Beteiligung der Bursa praepatellaris oder des Kniegelenks. Sorgfältiges Auskürettieren der Abszesshöhle unter Mitnahme der Abszessmembran. Subtile Blutstillung und ausgiebige Spülung. Desinfektion und steriler Verband mit feuchten Kompressen. Anlage einer Schiene zur Ruhigstellung des Knies.

Procedere: Regelmäßige Wundkontrollen. Feuchter Verband und ausgiebige Spülung der Wunde 2-mal täglich. Abwarten der Heilung per secundam. Tragen der Schiene bis zur gesicherten Wundheilung.

Schnittführung:

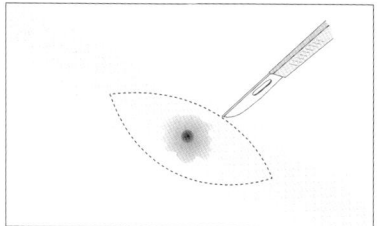

Exzision Atherom

Indikation: Bei dem Patienten bestehe seit längerer Zeit ein langsam wachsender Tumor parietal linksseitig, der regelmäßig durch den Hausarzt beurteilt wurde. Klinisch imponiert der Tumor als Atherom (ohne Entzündung: schmerzloser subkutaner Knoten, häufig mit Ausführungsgang, aus dem sich auf Druck ranziger Talg entleert). Seit Entstehung keine Anzeichen einer Entzündung. Es wird die Indikation zur Exzision des Befundes gestellt.

Operation: Der Eingriff erfolgt in Rechtsseitenlage. Single-Shot-Antibiose i. v. präoperativ. Desinfektion und steriles Abdecken. Es erfolgt zunächst die örtliche Betäubung des umgebenden Hautareals (Feldblock). Nun erfolgt die Anlage eines Hautschnitts von etwa der Länge des Befundes in Richtung der Hautspalten auf dem Atherom, ohne dieses zu eröffnen (es kann auch eine ovuläre Exzision durchgeführt werden; exzidierte Hautspindeln müssen immer mindestens doppelt so lang wie breit sein, um einen problemlosen Verschluss mittels Naht zu erreichen). Weiterhin teils stumpfe, teils scharfe Abtrennung des Atheroms vom umgebenden Gewebe (z. B. mittels Schere). Nach Fassen des Atheroms mit einer Klemme kann dieses problemlos in toto und ohne Eröffnung extrahiert werden (Atherome immer in toto mit Kapsel entfernen, da ansonsten eine große Rezidivgefahr besteht). Gründliche Blutstillung und anschließende Spülung. Wundverschluss mittels Einzelknopfnähten. Das Präparat wird zur histologischen Untersuchung eingesandt.

Procedere: Regelmäßige Wundkontrollen. Fadenentfernung nach 4–5 Tagen. Sonstiges Procedere in Abhängigkeit von der Histologie.

Schnittführung:

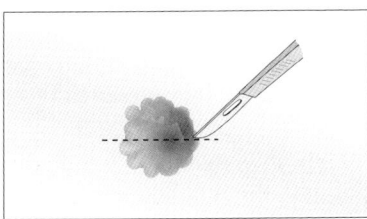

Alternative Schnittführung:

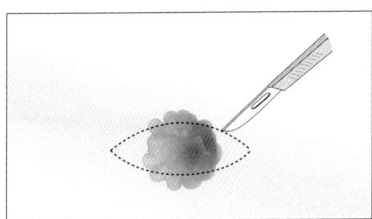

Inzision Atherom (infiziert)

Indikation: Der Patient berichtet über einen seit etwa 2 Wochen bestehenden, schmerzhaften Knoten in der behaarten Kopfhaut. Eine seit etwa einer Woche durchgeführte Behandlung mit oraler Antibiose durch den Hausarzt habe keine Besserung erbracht. Klinisch zeigt sich ein etwa 1 cm großer, druckdolenter Knoten im Bereich des Skalps. Rötung und Überwärmung in der Umgebung. Eine Öffnung ist nicht sichtbar. Es wird die Indikation zur Inzision des Befundes gestellt.

Operation: Der Eingriff erfolgt in Kurznarkose und Rückenlage. Single-Shot-Antibiose i. v. präoperativ. Nach sterilem Abwaschen und Abdecken erfolgt ein etwa 1,5 cm großer, spindelförmiger Schnitt über der Schwellung. Es entleeren sich Pus und bröckliges Material. Ein bakteriologischer Abstrich wird entnommen. Es zeigt sich eine etwa 1 cm große Abszesshöhle, die komplett abgedeckelt wurde. Auskürettieren der Abszesshöhle mit einem scharfen Löffel und gründliche Spülung. Anlage eines feuchten Wundverbandes (z. B. mit Jodoform-Gaze).

Procedere: Regelmäßige Wundkontrollen durch den Hausarzt. Mindestens 2-mal tägliches Ausduschen der Wunde, anschließend feuchter Wundverband. Radikale Exzision des Atheroms nach Abheilen der Entzündung.

Schnittführung: Siehe oben, „Abszessinzision".

Exzision Lipom

Indikation: Bei dem Patienten bestehe seit mehreren Jahren ein langsam an Größe zunehmender Tumor im Bereich des rechten Schulterblatts unklarer Dignität. Klinisch besteht der Verdacht auf ein Lipom. Es wird die Indikation zur Exzision des Befundes gestellt.

Operation: Der Eingriff erfolgt in Bauchlage. Single-Shot-Antibiose i. v. präoperativ. Sorgfältige Hautdesinfektion und steriles Abdecken. Setzen des Feldblocks mittels Lokalanästhesie. Es erfolgt nun ein etwa 1,5 cm langer Schnitt im Verlauf der Hautspaltlinien (Langer-Spaltlinien) über dem Punctum maximum des Tumors. Weiterhin teils stumpfe, teils scharfe Präparation des Befundes und Entfernung in toto. Der Befund imponiert makroskopisch als Lipom. Gründliche Blutstillung. Wundspülung. Schichtweiser Wundverschluss nach Einlage einer Redon-Drainage (je nach Größe der Wundhöhle Subkutannaht und Redon-Drainage anbringen; bei kleinen Befunden nicht notwendig). Das Präparat wird zur histologischen Untersuchung eingesandt.

Procedere: Regelmäßige Wundkontrollen. Redon-Drainagen-Entfernung je nach Sekretionsmenge nach 24–48 Stunden. Entfernung des Nahtmaterials in 8–10 Tagen. Weiteres Procedere ansonsten gemäß histologischem Bericht.

Schnittführung: Siehe oben, „Exzision Atherom".

Exzision Hauttumor

Indikation: Bei dem Patienten bestehe seit einiger Zeit ein etwa 1,5 cm großer Hauttumor an der Dorsalseite des linken Unterarms. Der Befund ist in der Mitte eingezogen und von unterschiedlicher Pigmentation. Aufgrund unklarer Dignität wird die Indikation zur Exzision gestellt.

Operation: Der Eingriff erfolgt in Rückenlage und mit Armbänkchen. Single-Shot-Antibiose i. v. präoperativ. Sorgfältige Hautdesinfektion und steriles Abdecken. Setzen der Lokalanästhesie des den Befund umgebenden Hautareals (Feldblock). Spindelförmige Exzision (exzidierte Hautspindeln müssen immer mindestens doppelt so lang wie breit sein, um einen problemlosen Verschluss mittels Naht zu erreichen) des Tumors mit einem Sicherheitsabstand von 1 cm (Sicherheitsabstand je nach Malignitätsverdacht: 0,2–2 cm) entlang der Hautspaltlinien. Sorgfältige Blutstillung. Vorsichtige Mobilisierung der Wundränder (Ablösen der Haut vom subkutanen Gewebe zur Reduktion der Spannung über der Wunde). Subkutannaht. Hautverschluss mittels Einzelknopfnaht. Wunddesinfektion, Wundverband.

Procedere: Regelmäßige Wundkontrollen. Fadenentfernung am 10.–12. postoperativen Tag (je größer die Restspannung über der Wunde, desto später die Fadenentfernung empfehlen). Weiteres Procedere gemäß histologischem Befund.

Schnittführung:

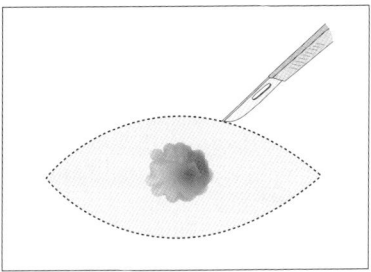

Bursektomie Ellbogen

Indikation: Der Patient bemerkte vor einigen Wochen Schwellungen am linken Ellbogen und stellte sich mit einer Bursitis olecrani in unserem Ambulatorium vor. Es wurden eine Inzision und eine Drainage des Schleimbeutels durchgeführt. Der Patient wurde antibiotisch abgeschirmt. Zusätzlich wurde der linke Ellbogen ruhiggestellt. Nachfolgend musste die linke Bursa olecrani mehrmals drainiert werden. Aktuell stellt sich der Patient zur Bursektomie bei mittlerweile chronischer Bursitis olecrani links vor. Die Umgebung der Bursa ist reizlos; eine kleine Öffnung über der Bursakuppe ist etwas belegt. Es entleert sich seröses Sekret. Durchblutung und Sensomotorik sind distal erhalten. Es wird die Indikation zur Bursektomie gestellt.

Operation: Die Operation erfolgt in Blutsperre und Rückenlage. Larynxmaskennarkose. Single-Shot-Antibiose i. v. präoperativ. Desinfektion und steriles Abdecken des Operationsfeldes. Es erfolgen nun eine bogenförmige Umschneidung des Olekranons radialseitig (zur Schonung des N. ulnaris auf der anderen Seite) und die Durchtrennung der Subkutis bis auf die darunter liegende Bursa. Die Perforationsstelle der Haut wird dabei spindelförmig umschnitten und exzidiert (natürlich nicht, wenn keine Eröffnung vorliegt). Der Schleimbeutel wird ohne Eröffnung allseits vorsichtig teils stumpf, teils scharf auspräpariert. Die Umschlagfalten werden freipräpariert, und die Bursa kann vom darunter liegenden Gewebe gut stumpf abgelöst werden. Öffnen der Blutsperre. Blutstillung, Spülung und Einbringen einer Redon-Drainage. Adaptierende Subkutannaht. Verschluss der Haut mittels Einzelknopfnähten. Steriler Verband mit Polsterwatte. Anlage einer Oberarmschiene.

Procedere: Redon-Drainagen-Entfernung je nach Sekretion 24–48 Stunden postoperativ. Regelmäßige Wundkontrollen. Die Oberarmschiene sollte bis zur sicheren Wundheilung belassen werden. Fadenentfernung 10–12 Tage postoperativ.

Schnittführung:

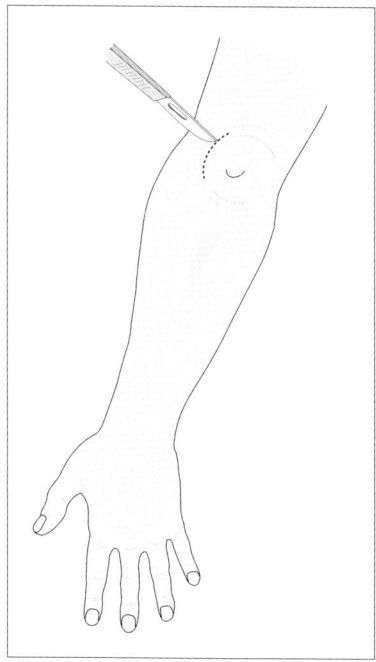

Bursektomie Knie

Indikation: Bei dem Patienten besteht seit einiger Zeit eine chronische Bursitis praepatellaris rechts nach traumatischer Läsion vor etwa 2 Monaten. Die Bursa wurde mehrfach durch den Hausarzt punktiert, wobei blutig–seröse Flüssigkeit gewonnen werden konnte. Bei weiterhin flüssigkeitsgefüllter Bursa wird nun die Indikation zur Bursektomie gestellt.

Operation: Die Operation erfolgt in Blutsperre und Rückenlage. Spinalanästhesie. Single-Shot-Antibiose i. v. präoperativ. Desinfektion und steriles Abdecken des Operationsfeldes. Es erfolgt nun ein nach medial geschwungener, bogenförmiger Hautschnitt über der Bursa praepatellaris am rechten Knie. Vorsichtige Durchtrennung der Subkutis bis auf die darunter liegende Bursa. Der Schleimbeutel wird allseits vorsichtig teils stumpf, teils scharf auspräpariert. Die Umschlagfalten werden freipräpariert, und die Bursa kann vom darunter liegenden Gewebe gut stumpf abgelöst werden. Eröffnen der Blutsperre. Blutstillung, Spülung und Einbringen einer Redon-Drainage. Schichtweiser Verschluss der Haut mittels Subkutannähten und abschließenden Einzelknopfnähten. Steriler Verband mit Polsterwatte. Anlage einer konfektionierten Knieschiene.

Procedere: Redon-Drainagen-Entfernung je nach Sekretion 24–48 Stunden postoperativ. Belassen der Schiene bis zur sicheren Wundheilung. Fadenentfernung 12–14 Tage postoperativ.

Schnittführung:

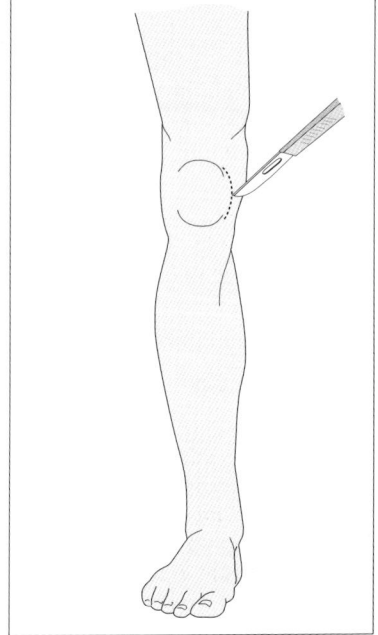

Spalthautdeckung

Indikation: Der Patient erlitt vor etwa 2 Wochen eine schwere Unterschenkel-weichteilverletzung links, weswegen am selben Tag ein ausgedehntes Weichteil-Débridement mit Spaltung der Tibialis–anterior- und der Peronealsehnen-loge links durchgeführt wurde. Im weiteren postoperativen Verlauf wurde ein Vakuumverband angelegt. Der Wundgrund ist nun reizlos granulierend. Zur Deckung des Defekts wird die Indikation zur Spalthautdeckung gestellt.

Operation: Die Operation erfolgt in Spinalanästhesie und Rückenlage. Single-Shot–i. v.-Antibiose perioperativ. Abnahme des alten Wundverbandes. Desinfektion und steriles Abdecken des Operationsfeldes. Die Wunde wird inspiziert. Der Wundgrund ist reizlos granulierend und von guter Vitalität. Vorsichtiges Säubern des Wundgrundes mit einem scharfen Löffel. (Durch diese Maßnahme wird Granulationsgewebe aktiviert und bildet schneller Kapillaren, die innerhalb von 48 Stunden die Spalthaut ernähren müssen. Nicht aufgefrischtes Granulationsgewebe der Wunde ist nach außen „abgedeckt".) Anschließend erfolgt nach sorgfältiger Vorfettung (Einreiben der Haut mit z. B. dem Verpackungspapier von Fettgazen – macht die Haut weich, und das Dermatom kann besser gleiten) die Spalthautentnahme an der Außenseite desselben Oberschenkels mit einem elektrischen Dermatom unter stetiger Vorspannung (Dicke der zu entnehmenden Haut: etwa 0,5–1 mm). Meshen des entnommenen Spalthautlappens im Verhältnis 1:15 (je nach Schichtdicke und Qualität der entnommen Haut). Die gewonnene Haut wird mit Einzelknopfnähten an den Rändern des Hautdefekts fixiert (auch eine fortlaufende Naht ist möglich). Weitere Deckung mit Fettgazen und Anlage eines Vakuumverbandes (ebenfalls Verband mit Watte und Schaumstoff möglich).

Procedere: Hochlagerung und Schonung des Beines. Reduzierte Mobilisation bei gelockerter Bettruhe. Erster Verbandwechsel in 5 Tagen (mit Vakuum auch bereits nach 3 Tagen möglich). Fadenentfernung 12–14 Tage postoperativ.

Vollhauttransplantation

Indikation: Bei dem oben genannten Patienten erfolgte vor einer Woche die spindelförmige Exzision eines Hauttumors am rechten Unterschenkel. Gemäß Histologie liegt nun ein malignes Melanom ohne ausreichende Sicherheitsabstände vor. Es wird eine weitere Resektion von 2 cm empfohlen. Aufgrund der Größe des zu erwartenden Defekts soll anschließend eine Deckung mittels Vollhauttransplantat durchgeführt werden.

Operation: Der Eingriff erfolgt in Spinalanästhesie und Rückenlage. Perioperative Single-Shot–i. v.-Antibiose. Sorgfältige Desinfektion und steriles Abdecken. Einzeichnen der geplanten ovulären Exzision nach Abmessen mit einem Abstand von mindestens 2 cm von der Narbe der ersten Operation. Exzision von Haut und Subkutis. Sorgfältige Blutstillung. Anschließend wird ein passendes Hautareal in Spindelform (die Spindel muss immer mindestens doppelt so lang wie breit sein, um einen spannungsfreien Hautverschluss zu ermöglichen) im Bereich des Oberschenkels entnommen. Die entnommene Haut wird entfettet (vorsichtiges Abschaben des Fettes auf der Unterseite mit z. B. einem Messer) und an multiplen Stellen inzidiert, um später einen guten Sekretabfluss zu ermöglichen. Einbettung der Vollhaut in den Defekt mittels Einzelknopfnähten. Im Bereich der Hautentnahmestelle am Oberschenkel erfolgt nach Mobilisierung der Wundränder der spannungsfreie Verschluss mittels Einzelknopfnähten. Im Bereich der Vollhautdeckung wird ein Vakuumverband angelegt (auch Verband mit anderen Materialien und ohne Vakuum möglich). Die Wunden im Bereiche des Oberschenkels werden mit Kompressen verbunden.

Procedere: Regelmäßige Wundkontrollen. Belassen des Vakuumverbandes für zunächst 5 Tage (auch kürzer möglich). Anschließend Anlage eines trockenen Verbandes. Fadenentfernung an der Entnahmestelle und am Transplantat nach 12–14 Tagen.

Exzision Sehnenscheidenganglion

Indikation: Seit mehreren Wochen bestehe bei dem Patienten eine Schwellung über dem proximalen Handrücken links dorso–radialseitig, welche im Verlauf langsam an Größe zunahm. Der Patient klagt zeitweise über Schmerzen, keine Rötung oder Überwärmung. Radiologisch zeigen sich keine ossären Veränderungen. Klinisch besteht der Verdacht auf ein Ganglion, weshalb die Indikation zur Exzision gestellt wird.

Operation: Die Operation erfolgt in Rückenlagerung mit Armbänkchen und i. v.-Block (wenn kein i. v.-Block verwendet wird, empfiehlt sich eine Blutsperre). Single-Shot-Antibiose i. v. präoperativ. Nach sorgfältiger Hautdesinfektion und sterilem Abdecken erfolgt eine etwa 3 cm lange, quer zur Vorderarmachse gerichtete Inzision über dem Handrücken dorso–radialseitig im Verlauf der Hautfalten. Schrittweises Eingehen auf das Ganglion unter sorgfältiger Schonung der umgebenden Strukturen. Intraoperativ zeigt sich ein etwa 3 × 3 × 1 cm messendes Ganglion, welches durch teils stumpfe, teils scharfe Präparation ohne Eröffnung voll mobilisiert werden kann. Ligatur der Ganglionbasis und Entfernung desselben. Ausgiebige Spülung. Einlage einer Redon-Drainage mit proximaler Ausleitung. Hautnaht mittels Einzelstichen. Wunddesinfektion, Wundverband und Anlage einer konfektionierten Vorderarmschiene.

Procedere: Regelmäßige Wundkontrolle. Redon-Drainagen-Entfernung je nach Sekretionsmenge 24–48 Stunden postoperativ. Fadenentfernung 10–12 Tage postoperativ. Schonen der Hand in der Schiene bis zur gesicherten Wundheilung.

Schnittführung:

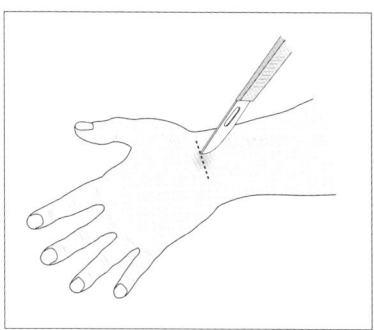

Operation bei Karpaltunnelsyndrom (Spaltung des Lig. carpi transversum)

Indikation: Der Patient klagt seit längerer Zeit über Beschwerden aufgrund eines Karpaltunnelsyndroms beidseits. Bereits vor 2 Jahren wurde die linke Seite operiert, der Patient ist seither auf dieser Seite beschwerdefrei. Im Verlauf der letzten Wochen klagte der Patient zunehmend über vor allem nächtliche Parästhesien und Schmerzen im Bereich der Finger I–III rechts. Weiterhin zeigen sich nun auch eine Schwäche und eine Atrophie der Daumenballenmuskulatur. Die neurologische Untersuchung einschließlich der Messung der Leitungsgeschwindigkeit des N. medianus ergab eindeutig die Diagnose eines Karpaltunnelsyndroms rechts. Somit wird die Indikation zur Spaltung des Lig. carpi transversum rechts gestellt.

Operation: Der Eingriff erfolgt in Rückenlage und mit Armbänkchen. Intubationsnarkose. Single-Shot-Antibiose i. v. präoperativ. Anlage einer Blutsperre. Nach sorgfältiger Hautdesinfektion und sterilem Abdecken erfolgt eine Inzision, ausgehend von der distalen Handgelenkfurche im Verlauf der bestehenden Furche Richtung Thenar. Sorgfältige Spaltung der Palmaraponeurose und Darstellung des N. medianus (gelblich schimmernd). Anschließend wird nach proximal und distal das gesamte Lig. carpi transversum gespalten. Befreiung des N. medianus von seiner Umgebung. Der Thenarast kann identifiziert werden (sollte aus Sicherheitsgründen immer dargestellt werden). Der N. medianus ist in seiner gesamten Länge flachgedrückt, das Lig. carpi transversum deutlich verdickt. Öffnung der Blutsperre und sorgfältige Blutstillung. Ausgiebige Spülung. Einlage einer Drainage. Hautnaht mittels Einzelknopfnähten. Wunddesinfektion, Wundverband und Anlage einer Vorderarmschiene.

Procedere: Regelmäßige klinische Kontrollen. Entfernung der Drainage je nach Fördermenge in 24–48 Stunden. Fadenentfernung 10–12 Tage postoperativ. Durchführung einer funktionellen Nachbehandlung. Tragen der Schiene bis zur gesicherten Wundheilung.

Schnittführung:

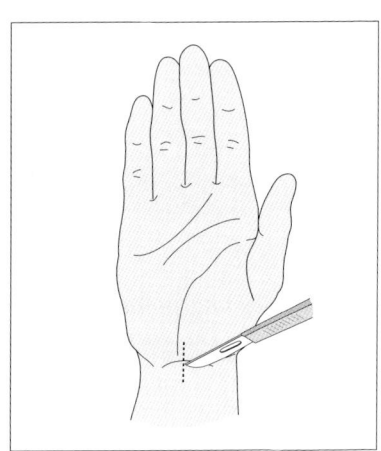

Keilexzision nach Kocher bei Unguis incarnatus

Indikation: Bei dem Patienten besteht seit längerer Zeit ein Unguis incarnatus Digitus I lateral am linken Fuß. Der distale Nagel ist deformiert. Der Patient klagt über Beschwerden insbesondere beim Tragen von engen und modischen Schuhen. Es wird die Indikation zur Keilexzision nach Kocher gestellt.

Operation: Der Eingriff erfolgt in Rückenlage. Desinfektion und steriles Abdecken sowie Setzen der Oberst-Leitungsanästhesie (s. unten). Anbringen eines Gummizügels im Bereich der proximalen Zehe im Sinne einer Blutsperre. Nach gut sitzender Anästhesie in der Operationsregion wird die Haut nach proximal in Fortsetzung des Nagelwalls etwa 1 cm lang inzidiert. Rückführung des

Schnittes von distal entlang des Nagelfalzes. Unterfahren des Nagels mit einer geraden Schere auf den ersten Schnitt zu und Durchtrennung desselben. Nun erfolgt die Entfernung des vorher abgetrennten Teiles des Nagels (etwa 1/4) mitsamt des Nagelbetts bis hin zum Knochen. Sorgfältigste Entfernung der Nagelmatrix (sonst wächst Nagel wieder nach). Auskürettieren des Wundgrundes, ausgiebige Spülung und Wundverschluss mit Einzelknopfnaht durch den Nagel (Naht nur anbringen, wenn kein Infekt vorliegt, ansonsten Heilung per secundam). Steriler Kompressionsverband.

Procedere: Lockerung des Verbandes in 2–3 Stunden. Regelmäßige Wundkontrollen. Fadenentfernung zwischen dem 12. und 14. postoperativen Tag. Fersengang bis zur gesicherten Wundheilung.

Oberst-Leitungsanästhesie: Die Oberst-Leitungsanästhesie ist die gebräuchlichste Form der Betäubung von Fingern und Zehen. Dabei erfolgt an der Basis der Phalanx jeweils medial und lateral von dorsal das Betäuben der Nerven. Es sollten dabei insgesamt maximal 4 ml pro Phalanx verwendet werden, um eine Beeinträchtigung der Durchblutung zu vermeiden. Weiterhin ist der Einsatz von Adrenalin aufgrund seiner vasokonstriktorischen Wirkung verboten.

Schnittführung:

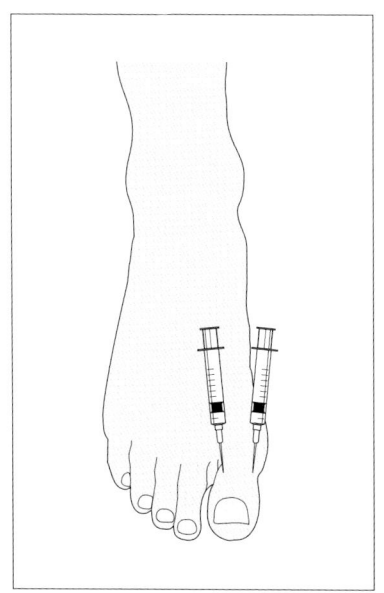
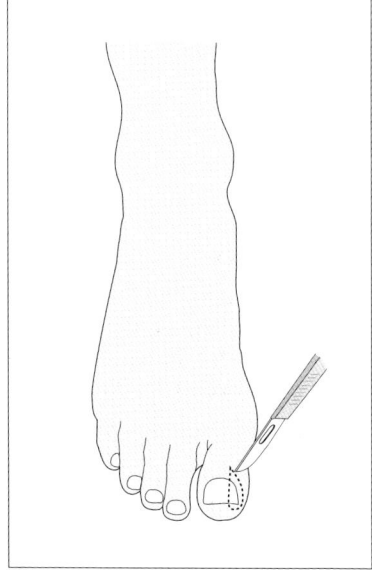

Inzision und Drainage bei Paronychie

Indikation: Seit mehreren Tagen klagt der Patient über Schmerzen und Sensibilitätsstörungen im Bereich des Zeigefingerendgliedes links. Der radiale Anteil des Nagels ist leicht aufgeworfen. Es zeigen sich eine deutliche Rötung und Überwärmung sowie eine ausgeprägte Druckdolenz. Durchblutung und Motorik sind intakt. Es wird die Indikation zu Inzision und Drainageeinlage gestellt.

Operation: Der Eingriff erfolgt in Rückenlage und mit Armbänkchen. Kurznarkose. Single-Shot-Antibiose i. v. präoperativ. Sorgfältige Desinfektion und steriles Abdecken. Nun erfolgt eine Inzision von etwa 1 cm Länge über dem Punctum maximum der Paronychie parallel zum Nagelfalz. Es entleert sich Pus. Ein bakterieller Abstrich wird entnommen. Gegeninzision am Nagelfalz. Gründliches Ausspülen des Wundgebiets und Einlage eines kleinen Gummistreifens als Drainage durch Inzision und Gegeninzision. Steriler Wundverband (darauf achten, dass der Gummischlauch keinen Hautkontakt hat) und Anlage einer Fingerschiene zur Ruhigstellung.

Procedere: In den nächsten Tagen engmaschige Wundkontrollen und 2-mal tägliche Schmierseifenbäder. Nach etwa 3–4 Tagen Entfernung der Drainage. Antibiose und Tragen der Schiene bis zur gesicherten Wundheilung. Je nach Bakteriologie evtl. Anpassen der Antibiose im Verlauf.

Schnittführung:

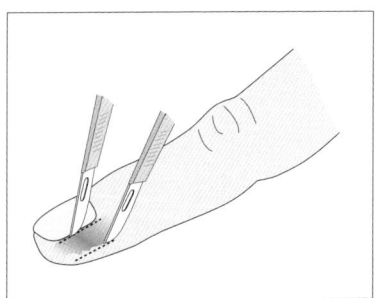

Inzision und Drainage bei Panaritium

Indikation: Seit mehreren Tagen klagt der Patient über Schmerzen an der volaren Seite des linken Mittelfingerendgliedes. Klinisch zeigen sich in diesem Bereich eine deutliche Rötung, eine Überwärmung und eine ausgeprägte Druckdolenz. Keine Druckdolenz im weiteren Verlauf der Beugesehnen. Durchblutung, Motorik und Sensibilität sind erhalten. Es wird die Indikation zur chirurgischen Sanierung des Herdes gestellt.

Operation: Der Eingriff erfolgt in Rückenlage und mit Armbänkchen in Kurznarkose. Single-Shot-Antibiose i. v. präoperativ. Sorgfältige Desinfektion und steriles Abdecken. Nun erfolgt jeweils radial- und ulnarseitig der Schwellung eine Inzision von etwa 1 cm Länge. Es entleert sich Pus. Ein bakterieller Abstrich wird entnommen. Gründliches Ausspülen des Wundgebiets und Einlage eines kleinen Gummistreifens als Drainage durch Inzision und Gegeninzision. Steriler Wundverband (darauf achten, dass der Gummischlauch keinen Hautkontakt hat) und Anlage einer Fingerschiene zur Ruhigstellung.

Procedere: In den nächsten Tagen engmaschige Wundkontrollen und 2-mal tägliche Schmierseifenbäder. Nach etwa 3–4 Tagen Entfernung der Drainage. Antibiose und Tragen der Schiene bis zur gesicherten Wundheilung. Je nach Bakteriologie evtl. Anpassen der Antibiose im Verlauf.

Schnittführung:

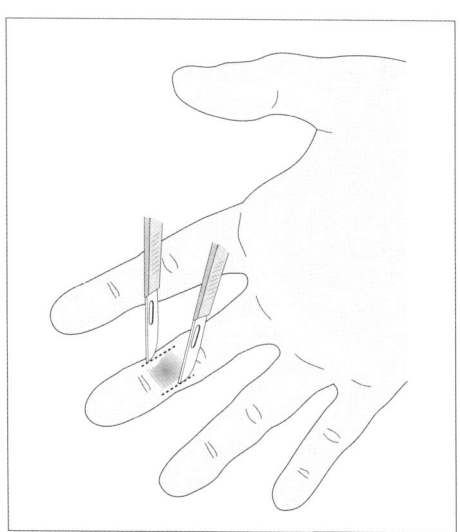

Fremdkörperentfernung

Indikation: Der Patient berichtet bei notfallmäßiger Vorstellung, er habe sich heute bei Metallarbeiten verletzt. Es erfolgte deswegen eine Konsultation bei seinem Hausarzt. Nach primärem Wundverschluss zeigte die Röntgenkontrolle einen Metallfremdkörper im Bereich der Verletzung. Der Patient wurde zu uns überwiesen. Bei Eintritt zeigt sich eine mit 2 Einzelknopfnähten verschlossene Wunde an der Medialseite des distalen Oberschenkels links mit einer etwa hühnereigroßen Schwellung in diesem Bereich. Durchblutung und Sensomotorik distal der Verletzung erhalten. Es wird die Indikation zur Fremdkörperentfernung gestellt.

Operation: Der Eingriff erfolgt in Rückenlage. Steriles Abdecken und Setzen der Lokalanästhesie (Feldblock). Bei Eröffnen der Wunde entleert sich kein Hämatom, die Blutung erscheint diffus im Gewebe verteilt. Unter Bildwandlerkontrolle wird nun der Metallkörper mit Kanülen in 2 Ebenen markiert und in der Tiefe mit einer Klemme gefasst. Das Herausziehen gelingt problemlos (falls das nicht so sein sollte, muss man evtl. den Schnitt vergrößern und schichtweise auf den Fremdkörper zupräparieren). Gründliches Spülen. Einlegen einer Penrose-Drainage (je nach Größe der Wundhöhle). Naht der Wunde mit 2 Einzelknopfnähten. Steriler Verband.

Procedere: Wundkontrollen durch den Hausarzt. Entfernung der Penrose-Drainage am 3.–4. postoperativen Tag. Fadenentfernung nach 12–14 Tagen.

Kniepunktion

Indikation: Bei dem Patienten bestünden zunehmende Knieschmerzen seit etwa 14 Tagen. Er berichtet, es sei kein Trauma vorangegangen. Weiterhin sind keine Erkrankungen bei dem Patienten bekannt. Klinisch zeigt sich nun ein Knieerguss rechts mit erhöhten Infektparametern und subfebrilen Temperaturen. Es wird die Indikation zur diagnostischen Kniepunktion gestellt.

Operation: Der Eingriff erfolgt in Rückenlage. Hautdesinfektion und steriles Abdecken. Setzen der Lokalanästhesie. Stichinzision und Einbringen einer Punktionskanüle in das Kniegelenk im Bereich des oberen, lateralen Prozessus (lateral–proximaler Zugang: Punktionsstelle liegt etwa 1,5 cm proximal und lateral der Patella, s. unten). Es können etwa 100 ml einer blutig–serösen Flüssigkeit abpunktiert werden. Versorgung der Punktionsstelle mit einem Steri-Strip. Anlage eines sterilen Verbandes. Das Punktat wird zur bakteriologischen Aufarbeitung gegeben.

Procedere: Regelmäßige Wundkontrollen. Sonstiges Procedere in Abhängigkeit vom Ergebnis der bakteriologischen Untersuchung.

Punktionsstelle:

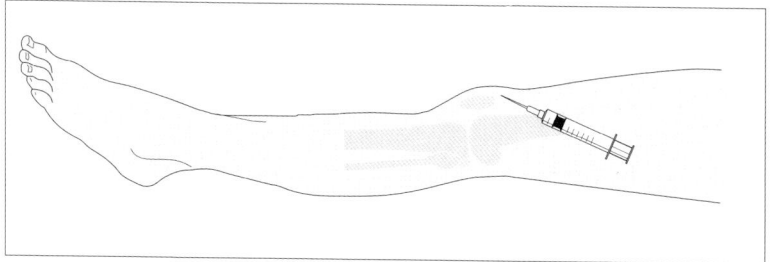

Primäre Strecksehnennaht

Indikation: Bei Arbeiten mit Holz habe sich der Patient mit einem Messer in die linke Hand geschnitten. Klinisch zeigt sich eine etwa 2 cm lange Schnittwunde über der proximalen Grundphalanx II der linken Hand dorsalseitig. Der Patient ist nicht in der Lage, den Zeigefinger im Bereich des Metakarpophalangealgelenks zu strecken. Sensibilität und Durchblutung sind intakt. Der Patient berichtet, Tetanusschutz sei vorhanden. Es wird die Indikation zur Revision mit primärer Strecksehnennaht gestellt.

Operation: Die Operation erfolgt in Rückenlage und mit Armbänkchen. Plexusanästhesie. Sorgfältige Desinfektion und steriles Abdecken. Nach Darstellung der Sehnenrupturstelle wird die Wunde ausgiebigst gespült. Es besteht eine vollständige Durchtrennung der Strecksehne unmittelbar distal des Metakarpophalangealgelenks. Nun wird die Sehne mit 4.0-Prolene-U-Nähten readaptiert (hier gibt es verschiedene Nahtmethoden, z. B. die Kirchmayer-Kessler-Naht etc.). Nochmaliges Spülen. Hautverschluss mittels Einzelknopfnähten. Anlegen eines Cryll-Verbandes (spezieller Handverband, bei dem ausgeschüttelte Kompressen jeweils zwischen den Fingern platziert werden; anschließend erfolgt das Einbinden der Hand mit Cryll).

Procedere: Regelmäßige Wundkontrollen. Fadenentfernung am 10.–12. postoperativen Tag. Nach 10 Tagen Anpassen einer Schiene durch die Ergotherapie (umgekehrte Kleinert-Schiene). Tragen dieser Schiene während 6 Wochen mit ergotherapeutischer Begleitbehandlung. Eine volle funktionelle Nachbehandlung unter uneingeschränkter Belastung der linken Hand sollte nicht vor Ablauf von 7–8 Wochen erfolgen.

3 Bauchhöhle

Laparoskopische Cholezystektomie

Indikation: Seit einiger Zeit leide der Patient unter rezidivierenden Oberbauch-schmerzen mit kolikartigem Charakter. Sonographisch erfolgte der Nachweis einer Cholezystolithiasis ohne Anhaltspunkte für eine Cholezystitis oder eine Stauung der Gallenwege. Laborchemisch zeigen sich aktuell unauffällige Ent-zündungs- und Cholestaseparameter. Es wird die Indikation zur laparoskopi-schen Cholezystektomie gestellt.

Operation: Die Operation erfolgt in Intubationsnarkose und Lloyd-Davis-Lage-rung. Präoperative Single-Shot–i. v.-Antibiose. Nach sorgfältiger Hautdesinfek-tion und sterilem Abdecken erfolgt paraumbilikal links eine Inzision von etwa 1,5 cm Länge. Offener Zugang durch Fassen der Bauchdecke mit einer groben chirurgischen Pinzette, Anbringen von Haltefäden an beiden Seiten in die Bauchdecke und Eröffnen der Bauchhöhle durch Bauchdecke und Peritoneum mit einer Schere. Anschließend erfolgt das Einführen des Trokars über einen Führungsstab. Setzen des Pneumoperitoneums und Einführen der Kamera. [Al-ternativ Zugang mittels Verres-Nadel: Nach sorgfältiger Hautdesinfektion und sterilem Abdecken erfolgt paraumbilikal links eine Inzision von etwa 1,5 cm Länge. Darstellen der Linea alba, Fassen der Bauchdecke mittels Backhaus-Klemmen und Anheben derselben. Einbringen der Verres-Nadel in das Abdo-men (2 Widerstände müssen überwunden werden: Bauchdecke und Perito-neum) und Überprüfung der intraabdominellen Lage durch Schlürf- und Aspi-rationstest. (Spritze mit NaCl-Lösung aufsetzen und zunächst aspirieren, dann prüfen, ob eine Injektion problemlos gelingt. Zum Schluss die Nadel mit Flüs-sigkeit füllen und Bauchdecke anheben. Bei intraabdomineller Lage fließt die Flüssigkeit gut ab.) Nun erfolgen die Anlage des Pneumoperitoneums mit CO_2 auf einen Druck von etwa 12 mmHg und das Einbringen des paraumbilikalen Trokars.] Anschließend werden unter Sicht die weiteren Arbeitstrokare im lin-ken Ober- und Mittel- sowie im rechten Mittelbauch gesetzt. Die grob kursori-sche Laparoskopie des Abdomens ist ohne Befund. Anschließend problemlose Darstellung des Calott-Dreiecks durch Anheben und Aufspannen der Gallen-blase mittels 2 Zangen via Zugang im rechten Unter- und im linken Oberbauch (die Zange im linken Oberbauch fasst die Gallenblase distal und zieht diese nach kranial; die Zange im rechten Unterbauch fasst den Fundus und zieht die

Gallenblase nach lateral). Präparation und eindeutige Identifikation des Ductus cysticus sowie der A. cystica. Clippen und Durchtrennen dieser beiden Strukturen. Nun wird die Gallenblase sorgfältig und schrittweise mittels EK-Häkchen aus dem Leberbett befreit. Es erfolgt die subtile Blutstillung im Bereich des Leberbettes. Ausgiebige Spülung (Spülung bei sauberer Cholezystektomie nicht unbedingt notwendig). Umsetzen der Trokare und Bergen der Gallenblase via umbilikalem Zugang (entweder über Bergebeutel oder die Gallenblase wird mit einer groben Zange gefasst und über den Trokar herausgezogen). Entfernen aller Trokare unter Sicht. Schichtweiser Wundverschluss im Bereich des Nabels (je nach Trokargröße auch im linken Mittelbauch). Hautnaht mittels Einzelstichen im Bereich der Inzisionen. Wunddesinfektion, Wundverband.

Procedere: Regelmäßige Wundkontrollen. Fadenentfernung 8–10 Tage postoperativ. Rascher Nahrungsaufbau gemäß Darmgeräuschen und Klinik. Kontrolle der Entzündungs- und Cholestaseparameter am 2. postoperativen Tag.

Trokarplatzierung:

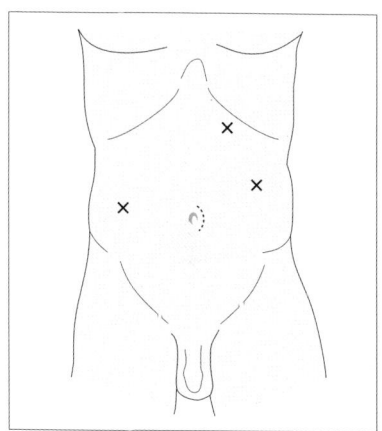

Offene Appendektomie

Indikation: Der Patient berichtet bei notfallmäßigem Eintritt, er leide seit dem Vortag unter zunächst diffusen periumbilikalen Schmerzen, die dann in den rechten Unterbauch wanderten. Weiterhin leide er unter Übelkeit und Erbrechen. Klinisch zeigen sich eine Druckdolenz über dem McBurney-Punkt und ein Loslassschmerz kontralateral (Blumberg-Zeichen). Es bestehen Klopf- und Rüttelschmerz mit Punctum maximum im rechten Unterbauch. Die rektale Untersuchung ist ohne Befund, kein positives Psoaszeichen. Fieber mit einer Temperaturdifferenz von einem Grad axillär–rektal. Die Darmgeräusche sind abgeschwächt. Laborchemisch finden sich erhöhte Entzündungsparameter. Sonographisch zeigt sich eine Appendicitis acuta. Es wird die Indikation zur Appendektomie gestellt.

Operation: Der Eingriff erfolgt in Rückenlage und Intubationsnarkose. Präoperative i. v.-Single-Shot-Antibiose. Desinfektion und steriles Abdecken des Operationsfeldes. Hautschnitt von etwa 3 cm (je nach Statur des Patienten) entsprechend dem Hautfaltenverlauf im rechten lateralen Unterbauch unterhalb der Verbindungslinie von Bauchnabel und Spina iliaca inferior. Durchtrennen des Subkutangewebes und der Fascia scarpa (vor allem bei Kindern gut zu identifizieren), bis die Externusaponeurose freiliegt. Eröffnen der Externusaponeurose in Faserrichtung. Nun werden der darunter liegende M. obliquus internus sowie der M. transversus mit Kocher-Sonden stumpf auseinandergedrängt. Das nun dargestellte Peritoneum mit der darüber liegenden Fascia transversalis wird mit einer Schere waagerecht eröffnet (alternative Kurzversion zum Diktieren: Zugang in Wechselschnitttechnik rechts). Luxation der Appendix und des Zökums (Herausziehen z. B. mit den Fingern oder weicher Klemme). Fassen der Appendixspitze mittels Ellis-Klemme. Die Appendix ist leicht injiziert und verdickt. Anschließend erfolgt von distal schrittweise das Absetzen der Mesoappendix nach Setzen von Ligaturen. Nach Erreichen der Appendixbasis erfolgen Quetschung, Ligatur und Absetzen der Appendix. Versenken des Appendixstumpfes mittels Tabaksbeutelnaht (alternativ Z-Naht oder gar keine Versenkung). Austupfen des Douglas-Raumes und der parakolischen Rinne rechts. Fortlaufende Naht des Peritoneums. Adaptationsnaht der schrägen Bauchmuskulatur mittels Einzelknöpfen und fortlaufende Naht der Externusaponeurose. Jeweils gründliche Spülung. Einzelknopfnaht der Haut. Steriler Wundverband.

Procedere: Regelmäßige Wundkontrollen. Rascher Kostaufbau. Schnelle Mobilisation des Patienten. Körperliche Schonung nach Maßgabe der Beschwerden. Fadenentfernung in 8–10 Tagen.

Schnittführung:

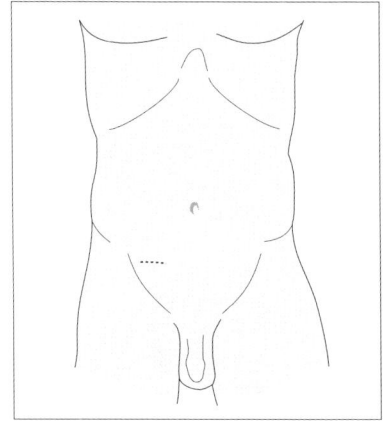

Laparoskopische Appendektomie

Indikation: Der Patient berichtet bei notfallmäßigem Eintritt, er leide seit dem Vortag unter zunächst diffusen paraumbilikalen Schmerzen, die dann in den rechten Unterbauch wanderten. Weiterhin leide er unter Übelkeit und Erbrechen. Klinisch zeigen sich eine Druckdolenz über dem McBurney-Punkt und ein Loslassschmerz kontralateral (Blumberg-Zeichen). Es bestehen Klopf- und Rüttelschmerz mit Punctum maximum im rechten Unterbauch. Die rektale Untersuchung ist ohne Befund, kein positives Psoaszeichen. Reduzierte Darmgeräusche. Fieber mit einer Temperaturdifferenz von einem Grad axillär–rektal. Laborchemisch finden sich erhöhte Entzündungsparameter. Sonographisch zeigt sich eine Appendicitis acuta. Es wird die Indikation zur Appendektomie gestellt.

Operation: Die Operation erfolgt in Lloyd-Davis-Lagerung und Intubationsnarkose. Präoperative Single-Shot-Antibiose i. v. Nach sorgfältiger Hautdesinfektion und sterilem Abdecken erfolgt infraumbilikal eine Inzision von etwa 1,5 cm Länge. Darstellen der Linea alba, Fassen der Bauchdecke mittels Backhaus-Klemmen und Anheben derselben. Einbringen der Verres-Nadel und Überprüfung der intraabdominellen Lage durch Schlürf- und Aspirationstest. (Spritze mit NaCl-Lösung aufsetzen und zunächst aspirieren, dann prüfen, ob eine Injektion problemlos gelingt. Zum Schluss die Nadel mit Flüssigkeit füllen und die Bauchdecke anheben. Bei intraabdomineller Lage fließt die Flüssigkeit gut ab.) Nun erfolgen die Anlage des Pneumoperitoneums mit CO_2 auf einen Druck von etwa 12 mmHg und das Einbringen des infraumbilikalen Trokars. (Alternativ offener Zugang: Nach sorgfältiger Hautdesinfektion und sterilem Abdecken erfolgt infraumbilikal eine kleine Inzision. Offener Zugang durch Fassen der Bauchdecke mit einer groben chirurgischen Pinzette, Anbringen von Haltefäden an beiden Seiten in die Bauchdecke und Eröffnen der Bauchhöhle durch Bauchdecke und Peritoneum mit einer Schere. Anschließend Einführen des Trokars über einen Führungsstab. Setzen des Pneumoperitoneums). Einführen der Kamera. Die grob kursorische Laparoskopie des Abdomens ist bis auf eine deutlich entzündete Appendix unauffällig. Anschließend werden unter Sicht die weiteren Arbeitstrokare inguinal rechts und links jeweils seitlich der Schamhaargrenze gesetzt (alternativ kann der rechte Trokar 2 Querfinger suprapubisch, innerhalb der Schamhaare platziert werden). Nach Darstellung der Appendix wird mit der rechten Fasszange die Spitze gegriffen und in die rechtsseitige Trokarhülse gezogen, wodurch sich die Mesoappendix aufspannt. Diese wird nun mit einer bipolaren Zange koaguliert und schrittweise durchtrennt. Nach Skelettierung der Appendix bis an ihre Basis wird über den linken Trokar eine Röder-Schlinge eingebracht und über die Appendix gestreift. Durch Zuziehen der Schlinge Ligatur der Appendixbasis. Setzen einer zweiten Ligatur in derselben Technik 5 mm weiter distal (alternativ können auch Appendoclips verwendet werden). Absetzen der Appendix zwischen den Ligaturen mit einer Schere und Entfernung durch den Trokar im linken Unterbauch mittels Bergebeutel. Desinfektion des Appendixstumpfes und Verlagerung desselben nach retroperitoneal. Entfernen aller Trokare unter Sicht. Schichtweiser Wundverschluss im Bereich des Nabels und im linken Unterbauch. Anschließende Hautnaht mittels Einzelstichen im Bereich der Inzision im rechten Unterbauch. Wunddesinfektion, Wundverband.

Procedere: Regelmäßige Wundkontrollen. Rascher Kostaufbau. Schnelle Mobilisation des Patienten. Körperliche Schonung nach Maßgabe der Beschwerden. Fadenentfernung in 8–10 Tagen.

Trokarplatzierung:

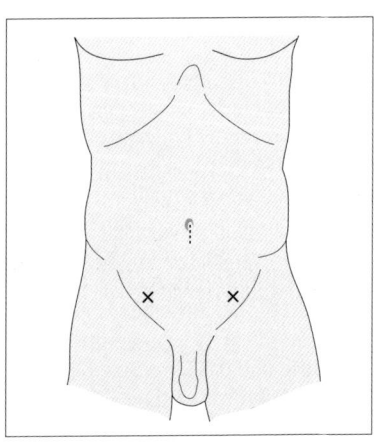

4 Proktologie

Hämorrhoidektomie

Indikation: Der Patient leide seit einigen Tagen an Schmerzen im Analbereich, erschwerter Analtoilette und unangenehmem Pruritus. Klinisch zeigt sich je eine Hämorrhoide bei 7 Uhr und bei 11 Uhr in Steinschnittlage (SSL). Im Anschluss an die bereits durchgeführten abschwellenden Maßnahmen durch Salben ist nun die Indikation zur operativen Sanierung gegeben.

Operation: Die Operation erfolgt in Steinschnittlage und Spinalanästhesie. Single-Shot-Antibiose i. v. präoperativ. Sorgfältige Desinfektion und steriles Abdecken. Zunächst erfolgt die Proktoskopie, welche bis auf die bereits bekannten Hämorrhoidalknoten bei 7 und 11 Uhr in Steinschnittlage keinen weiteren pathologischen Befund liefert. Unterspritzung der beiden Hämorrhoidalknoten mit Adrenalin (nicht obligat, reduziert jedoch die Blutung). Nun werden die beiden Knoten jeweils mit 2 Klemmen (eine im Bereich der Anokutanlinie, die andere direkt im Knoten) gefasst. Es wird zunächst die größere Hämorrhoide bei 11 Uhr mittels Kauter leicht zirkulär gebogen inzidiert und die Sphinktermuskulatur darunter dargestellt. Die nun noch am Gefäßstiel fixierte Hämorrhoide wird torquiert (nicht unbedingt) und mittels einer Durchstechungsligatur abgesetzt. Die resultierende Wunde wird mittels einer versenkten fortlaufenden Naht aus resorbierbarem Material readaptiert (Schleimhautanteil). Das gleiche Vorgehen erfolgt mit der zweiten Hämorrhoide bei 7 Uhr. Es lässt sich schlussendlich eine sehr schöne Rekonstruktion der analen Zirkumferenz erzielen. Einlage eines tanningetränkten Streifens in den Analkanal. Wundverband mit Kompressen und Netzhose.

Procedere: Regelmäßige Wundkontrollen. Mehrmals tägliche Sitzbäder in verdünnter Kamillosan-Lösung. Duschen nach jeder Defäkation. Stuhlregulation mit einem milden Laxans. Weiterhin wird eine ballaststoffreiche Ernährung empfohlen. Eine Fadenentfernung entfällt, da ausschließlich resorbierbares Fadenmaterial verwendet wurde.

Schnittführung:

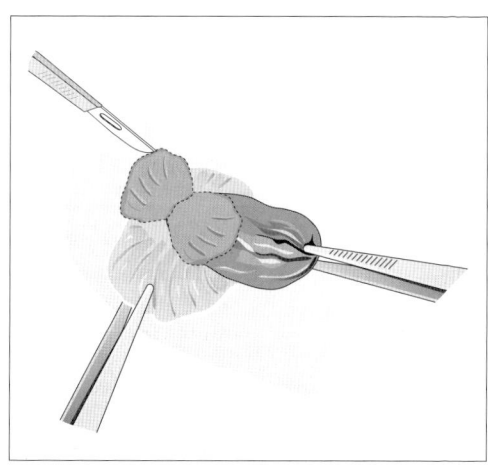

Mariskektomie

Indikation: Der Patient berichtet, seit längerer Zeit unter störenden Marisken zu leiden. Diese würden sowohl eine Erschwerung der Analtoilette als auch einen unangenehmen intermittierenden Pruritus verursachen. Klinisch zeigen sich zum Teil sehr voluminöse Marisken, die die gesamte anale Zirkumferenz umgeben. Mit dem Patienten wurde besprochen, die Marisken aufgrund ihres Ausmaßes in 2 Sitzungen zu entfernen.

Operation: Die Operation erfolgt in Steinschnittlage und Spinalanästhesie. Single-Shot-Antibiose i. v. präoperativ. Sorgfältige Desinfektion und steriles Abdecken. Es erfolgt die Entfernung der Marisken mittels Kauter bei 12, 3, 6 und 9 Uhr in Steinschnittlage (SSL). Dabei werden die Marisken primär auf der kutanen Seite leicht zirkulär inzidiert und anschließend adaptativ auf der Analseite durchtrennt. Die resultierenden Wunden werden jeweils mittels fortlaufender, resorbierbarer Naht readaptiert. Wundverband mit Kompressen und Netzhose.

Procedere: Regelmäßige Wundkontrollen. Mehrmals tägliche Sitzbäder in verdünnter Kamillosan-Lösung. Duschen nach jeder Defäkation. Stuhlregulation mit einem milden Laxans. Weiterhin wird eine ballaststoffreiche Ernährung empfohlen. Eine Fadenentfernung entfällt, da ausschließlich resorbierbares Fadenmaterial verwendet wurde. Entfernung der noch übrigen Marisken in einer zweiten Sitzung nach gesicherter Wundheilung.

Schnittführung: Siehe oben, „Hämorrhoidektomie".

Operation bei perianalem Abszess

Indikation: Seit etwa 3 Tagen verspüre der Patient gemäß eigenen Angaben eine schmerzhafte Verhärtung perianal bei etwa 11 Uhr in Steinschnittlage (SSL). Seit heute entleere sich reichlich Pus. Bei der klinischen Untersuchung zeigt sich in dem oben genannten Bereich ein perforierter Abszess mit Rötung, Druckdolenz und deutlicher Fluktuation. Die rektale Palpation ist bei etwa 11 Uhr SSL stark schmerzhaft, ansonsten aber unauffällig. Es wird die Indikation für eine diagnostische Rektoskopie und die operative Sanierung des Herdes gestellt.

Operation: Der Eingriff erfolgt in Steinschnittlage und Spinalanästhesie. Perioperative Single-Shot-Antibiose i. v. Hautdesinfektion und steriles Abdecken. Es erfolgt zunächst eine Rektoskopie, wobei sich eine kleine Schleimhautläsion bei etwa 11 Uhr zeigt. Es entleert sich kein Pus durch diese Öffnung. Die Rektoskopie bleibt ansonsten unauffällig. Nun wird über der Pusaustrittsstelle bei etwa 11 Uhr Steinschnittlage eine etwa 2,5 cm grosse Hautspindel im Verlauf der Hautspaltlinien exzidiert, wobei darauf geachtet wird, dass diese Öffnung nicht näher als 2 cm an den Anus heranreicht und der Sphinkterapparat nicht verletzt wird. Es entleert sich Pus. Abnahme eines Abstrichs für die bakteriologische Untersuchung. Es zeigt sich eine etwa 2 cm große Abszesshöhle. Die Abszesshöhle wird komplett eröffnet, sodass keine Retention mehr möglich ist. Sorgfältiges Kürettieren der Abszesshöhle mit einem scharfen Löffel zur Entfernung sämtlichen Eiters und nekrotischen Materials sowie der Abszessmembran. Nun erfolgt die gründliche Spülung der Abszesshöhle. Subtile Blutstillung. Desinfektion und feuchter Wundverband mit Jodoform-Streifen. Anlage einer Netzhose

Procedere: Regelmäßige Wundkontrollen. Sorgfältiges, 2-mal tägliches Ausduschen der Wunde. Weiterhin Ausduschen der Wunde nach jeder Defäkation mit jeweils anschließendem feuchtem Wundverband. Abwarten der Heilung per secundam. Eine proktologische Kontrolle in 4–6 Wochen wird empfohlen. Bei Beschwerdepersistenz bezüglich der Fistel weitere Abklärung und chirurgische Sanierung im Verlauf.

Schnittführung: Siehe Kapitel 2, „Abszessinzision".

Exzision Sinus pilonidalis

Indikation: Der Patient stellte sich vor 2 Monaten mit einem infizierten Sinus pilonidalis notfallmäßig bei uns vor. Es erfolgte damals die Inzision des Befundes. Es zeigt sich nun ein reizloser Sinus pilonidalis, eine Öffnung ist in der Rima ani zu sehen. Es wird die Indikation zur radikalen Exzision gestellt.

Operation: Der Eingriff erfolgt in Bauchlage und Spinalanästhesie. Single-Shot-Antibiose i. v. präoperativ. Nach sterilem Abwaschen und Abdecken erfolgen das Eingehen mit einer Knopfkanüle in die Öffnung des Pilonidalsinus und das Anfärben desselben mit Methylenblau. Anschließend erfolgt eine spindelförmige Exzision um die Öffnung und um die Narbe der ehemaligen Inzision in der Rima ani. Die gesamte Pilonidalhöhle wird trichterförmig bis auf die sakrale Faszie abgetragen (alle blau gefärbten Stellen müssen entfernt werden; die Wunde ist außen größer und wird nach innen immer kleiner). Ausgiebige Spülung und subtile Blutstillung. Nun werden durchgreifende, das sakrale Periost mitfassende Nähte zunächst vorgelegt und dann geknüpft. Weiterer Wundverschluss mittels Einzelknopfnaht (bei großem Defekt ist evtl. eine Verschiebeplastik notwendig). Steriler Verband. Das Präparat wird zur histopathologischen Untersuchung eingeschickt.

Procedere: Regelmäßige Wundkontrollen. Fadenentfernung am 8.–10. postoperativen Tag.

Schnittführung:

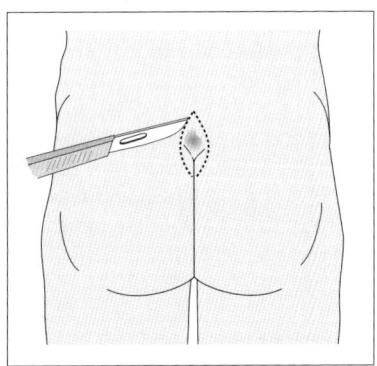

Operation bei abszedierendem Pilonidalsinus

Indikation: Seit einigen Tagen verspüre der Patient einen stumpfen Schmerz im Bereich des Steißbeins. Er habe weiterhin eine subkutane Verhärtung in der Fortsetzung der Rima ani bemerkt. Aufgrund zunehmender Ausdehnung der Verhärtung und der Schmerzen stelle er sich nun bei uns vor. Klinisch zeigt sich ein infizierter Sinus pilonidalis mit Rötung, Druckdolenz und deutlicher Fluktuation an typischer Stelle im Verlauf der Rima ani. Es wird die Indikation zur Abdeckelung des abszedierenden Pilonidalsinus gestellt.

Operation: Der Eingriff erfolgt in Bauchlage und Spinalanästhesie. Single-Shot-Antibiose i. v. präoperativ. Hautdesinfektion und steriles Abdecken. Über der gesamten Verhärtung wird im Verlauf der Rima ani eine Hautspindel von etwa 4 cm Länge exzidiert, worauf sich reichlich Pus entleert. Abstrich für die bakteriologische Untersuchung. Es zeigt sich eine etwa 3 cm lange Abszesshöhle, die somit komplett abgedeckelt wurde. Es entsteht eine trichterförmige Wunde, die spontan klafft (die Wunde wird von außen nach innen immer kleiner). Subtile Blutstillung. Ausgiebige Spülung. Desinfektion und steriler Verband mit feuchten Kompressen.

Procedere: Anfangs regelmäßige Wundkontrollen. Sorgfältiges 2-mal tägliches Ausduschen der Wunde. Weiterhin Ausduschen der Wunde nach jeder Defäkation mit jeweils anschließendem feuchtem Wundverband. Abwarten der Heilung per secundam. Eine regelmäßige Enthaarung im Narbenbereich nach vollständig abgeschlossener Wundheilung wird zur Vermeidung eines Rezidivs empfohlen. Bei Bedarf Wiedervorstellung in einer zweiten Phase zur radikalen Exzision.

Schnittführung: Siehe oben, „Exzision Sinus pilonidalis".

5 Operationen am äußeren Genitale

Vasektomie

Indikation: Der Patient hat sich bei abgeschlossener Familienplanung zur sterilisierenden Operation entschlossen. Er wird präoperativ eingehend auf die Endgültigkeit des Eingriffs sowie auf die Notwendigkeit der Durchführung anderweitiger Verhütungsmaßnahmen bis zum Erhalt eines zweiten negativen Spermiogramms aufgeklärt. Die schriftliche Einverständniserklärung des Patienten und seiner Ehefrau liegt vor.

Operation: Der Eingriff erfolgt in Rückenlage. Zunächst wird der Ductus deferens auf der rechten Seite kranial des Nebenhodens palpatorisch lokalisiert, und anschließend werden die darüber liegenden Weichteilareale mit Lokalanästhetikum infiltriert. Anlage eines Hautschnitts von etwa 1 cm Länge. Präparation des subkutan gelegenen Gewebes und Darstellung des Ductus deferens, der über eine Strecke von etwa 2 cm vom umliegenden Gewebe befreit wird. Blutstillung. Der Ductus deferens wird mit 2 Klemmen gefasst und das dazwischen liegende Segment exzidiert. Die Stümpfe werden elektrokoaguliert und anschließend ligiert. Die Haut wird mittels tiefgreifenden Einzelknopfnähten mit resorbierbarem Fadenmaterial readaptiert. Auf der linken Seite erfolgt die Vasektomie in gleicher Weise. Desinfektion. Steriler Wundverband und Anlage eines Suspensoriums. Die Ductus–deferens-Segmente werden seitengetrennt zur histopathologischen Untersuchung gesandt.

Procedere: Regelmäßige Wundkontrollen. Tragen des Suspensoriums bzw. Hochlagerung des Hodens bis zur sicheren Wundheilung. Spermiogramm nach 3 und 6 Monaten. Der Patient ist darüber informiert, dass ein ungeschützter Geschlechtsverkehr vor Vorliegen zweier negativer Spermiogramme nicht empfehlenswert ist. Fadenentfernung entfällt bei resorbierbarem Nahtmaterial.

Schnittführung:

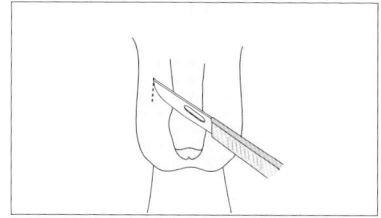

Zirkumzision

Indikation: Bei dem Patienten besteht eine ausgeprägte Phimose. Da aufgrund des Alters keine spontane Besserung mehr zu erwarten ist, wird die Indikation zur Zirkumzision gestellt.

Operation: Der Eingriff erfolgt in Rückenlage und Intubationsnarkose. Single-Shot-Antibiose i. v. präoperativ. Nach sorgfältiger Hautdesinfektion und sterilem Abdecken erfolgt das Zurückstreifen des Präputiums. Vorsichtig werden Verwachsungen gelöst und das verbliebene Smegma entfernt. Nochmalige Desinfektion der Glans. Anschließend wird das Präputium wieder zurückgestülpt und mit 2 Moskitoklemmen ventral und dorsal an den Enden gefasst. Durchtrennen des äußeren Blattes in Richtung Frenulum schräg nach distal verlaufend. Subtile Blutstillung. Anschließend ebenfalls Durchtrennung des inneren Blattes. Frenulumplastik (Naht des Frenulums in kraniokaudaler Richtung). Vernähen der beiden Präputialblätter mit durchgreifenden Einzelknopfnähten aus resorbierbarem Nahtmaterial nach erneuter subtiler Blutstillung. Wunddesinfektion. Anlage eines Salbenverbandes.

Procedere: Regelmäßige Wundkontrollen. Eine Fadenentfernung entfällt bei resorbierbarem Nahtmaterial. Zweimal täglich Penisbäder in hochverdünnter Kamillosan-Lösung. Salbenverbände.

Schnittführung:

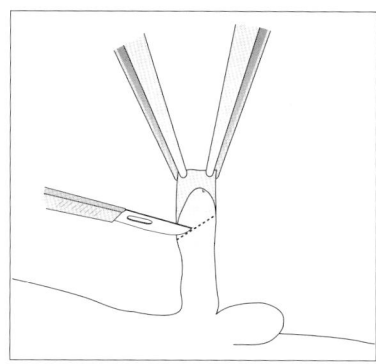

Orchiektomie (skrotal, subkapsulär)

Indikation: Der Patient leidet an einem metastasierenden Prostatakarzinom mit Erstdiagnose vor etwa einem Jahr. Es besteht ein Zustand nach palliativer Radiotherapie und monatlicher Gabe von Zoladex. Da aufgrund der Hormonblockade ein Rückgang des PSA-Wertes festzustellen war, wurde anlässlich eines onkologischen Kolloquiums eine Orchiektomie empfohlen.

Operation: Der Eingriff erfolgt in Rückenlage und Spinalanästhesie. Single-Shot-Antibiose i. v. präoperativ. Sorgfältige Hautdesinfektion und steriles Abdecken. Mediane Längsinzision skrotal. Luxation des rechten Hodens. Schrittweises Eröffnen von Fascia spermatica und Tunica vaginalis. Nun werden die Tunica albuginea inzidiert und das Hodengewebe subkapsulär unter stetiger Hämostase ausgeschält (z. B. mit einem Tupfer). Der Gefäßstumpf wird mit einer Durchstechungsligatur versorgt. Erneute Hämostase. Fortlaufende Naht der Tunica albuginea. Gemeinsamer Verschluss von Tunica vaginalis und Fascia spermatica mittels Einzelknöpfen. Selbiges Vorgehen auf der linken Seite. Einzelknopfnaht der Skrotalhaut mit resorbierbarem Nahtmaterial. Anlage eines Suspensoriums.

Procedere: Regelmäßige Wundkontrollen. Tragen des Suspensoriums bis zur gesicherten Wundheilung. Eine Fadenentfernung entfällt bei resorbierbarem Nahtmaterial.

Schnittführung:

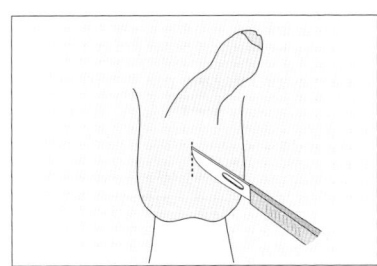

Operation bei Hydrocele testis

Indikation: Der Patient beklagt eine seit etwa einem Jahr bestehende Schwellung im Bereich des rechten Skrotums, welche im Verlauf stetig an Größe zugenommen habe. Klinisch und sonographisch zeigt sich eine Hydrocele testis rechts. Es wird die Indikation zur operativen Sanierung der Hydrocele gestellt.

Operation: Der Eingriff erfolgt in Rückenlage und Spinalanästhesie. Single-Shot-Antibiose i. v. präoperativ. Nach sorgfältiger Hautdesinfektion und sterilem Abdecken erfolgt eine etwa 7 cm lange Inzision über dem Skrotalansatz rechts längsgerichtet im Verlauf der Hautfalten. Nach Isolierung des Funiculus spermaticus wird dieser mit einem Gummizügel angeschlungen. Teils stumpfe, teils scharfe Lösung des Hydrozelensacks aus dem Skrotum unter sorgfältiger Blutstillung. Verlagerung der Hydrozele vor die Wunde. Es zeigt sich eine große Hydrozele rechts. Nach Stichinzision entleert sich eine bernsteinfarbige, klare Flüssigkeit. Anschließend wird die Pars parietalis der Tunica vaginalis testis partiell entfernt (Methode nach Bergmann mit möglichst großer Resektion des Hydrozelensacks). Die verbleibenden Ränder werden evertiert und fortlaufend verschlossen (nach Winkelmann; möglich ist entweder die Resektion oder das Evertieren oder die Kombination beider Methoden). Anschließend wird der Hoden distal im Skrotum subkutan verankert, um eine spätere Hodentorsion zu vermeiden. Einlage einer Redon-Drainage tiefskrotal. Spülung. Wunddesinfektion. Hautnaht mittels durchgreifender Einzelknöpfe. Wunddesinfektion, Wundverband. Anlage eines Suspensoriums.

Procedere: Regelmäßige Wundkontrollen. Eine Fadenentfernung entfällt bei resorbierbarem Nahtmaterial. Redon-Drainagen-Entfernung 2 Tage postoperativ nach Ausschalten des Vakuums. Tragen des Suspensoriums bis zur gesicherten Wundheilung.

Schnittführung:

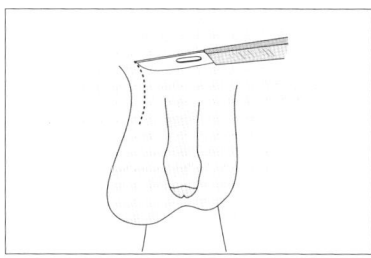

6 Hernien

Leistenhernien-Repair mittels PHS (indirekte Hernie)

Indikation: Seit einigen Monaten bestehe eine Schwellung inguinal rechts, welche dem Patienten seit 2–3 Monaten zunehmend Beschwerden bereite. Klinisch zeigt sich eine Inguinalhernie (Vorwölbung inguinal, positiver Hustenanprall, evtl. weiter äußerer Leistenring) rechts ohne Hinweis auf Inkarzeration. Es wird die Indikation zur operativen Sanierung mittels Netzeinlage gestellt.

Operation: Der Eingriff erfolgt in Rückenlage und Spinalanästhesie. Single-Shot–i. v.-Antibiose. Nach sorgfältiger Hautdesinfektion und sterilem Abdecken erfolgt eine Inzision inguinal rechts. Eingehen auf die Externusaponeurose und Spalten derselben in Faserrichtung über dem Inguinalkanal unter Mitnahme des Anulus inguinalis externus. Der N. ilioinguinalis wird identifiziert, mobilisiert und unter den kranialen Haken verlagert (gelingt nicht immer). Nun wird der Ductus deferens mit seinen begleitenden Strukturen entlang des Os pubis stumpf umfahren und zur Markierung mit einer Schlinge versehen (mit den Fingern das Os pubis als Führung benutzen und so sicherstellen, dass der komplette Inhalt des Leistenkanal umfahren wird). Es erfolgen das Eröffnen des Kremasterschlauches mittels Schere und die weitere Präparation zur Suche des Bruchsacks unter Resektion von Kremasterfasern. Es findet sich schließlich ein großer Bruchsack, welcher mit der Umgebung verwachsen ist. Der Bruchsack wird sukzessive von der Umgebung befreit und bis an den Anulus inguinalis internus teils scharf, teils stumpf freipräpariert. Es handelt sich somit um eine indirekte Hernie. Der Bruchsack wird mit einer Durchstechungsligatur abgesetzt, reseziert und in das Innere zurückgestoßen (je nach Größe, meist reicht einfaches Zurückstoßen). Anschließend wird präperitoneal digital vorsichtig ein Raum geschaffen, um anschließend das mit Klemmen versehene Netzt zu platzieren. Das Netz lässt sich gut entfalten und liegt schlussendlich in korrekter Position (mit dem unteren Blatt präperitoneal und dem oberen Blatt auf der Bauchdecke). Das apikale Netzblatt wird lateral inzidiert, um eine Passage der funikulären Strukturen zu ermöglichen. Die Inzisionsflügel werden nun mittels einem nicht resobierbaren Faden zusammengenäht und gleichzeitig am Leistenband fixiert. Weiterhin wird das Netz an seinem medialen Hals im Sinne einer Antirotationsnaht an der Bauchdecke fixiert. Anschließend Kontrolle der Durchblutung der Samenstranggefäße (die Kuppe des kleinen Fingers sollte in die Netzlücke passen). Es zeigt sich eine regelrechte arterielle Pulsation, keinerlei venöse Stauung. Fortlaufende Naht der Externusaponeurose. Ausgiebige Spülung. Anbringen von Subkutannähten. Abschließende Intrakutannaht mit resorbierbarem Nahtmaterial. Wunddesinfektion. Steriler Verband.

Procedere: Wundkontrollen. Eine Fadenentfernung entfällt bei resorbierbarem Nahtmaterial. Körperliche Schonung für 2 Wochen.

Schnittführung: Die für Inguinalhernien gebräuchlichsten Zugänge.

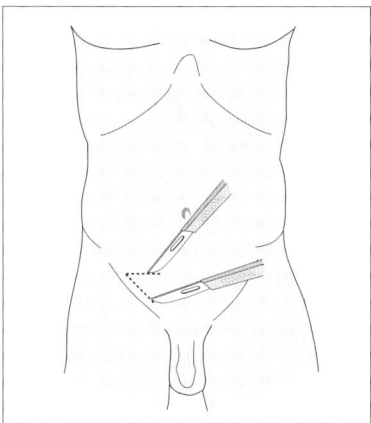

Leistenhernien-Repair mittels PHS (direkte Hernie)

Indikation: Seit einigen Monaten bestehe eine Schwellung inguinal rechts, welche dem Patienten seit 2–3 Monaten zunehmend Beschwerden bereite. Klinisch zeigt sich eine Inguinalhernie (Vorwölbung inguinal, positiver Hustenanprall, evtl. weiter äußerer Leistenring) rechts ohne Hinweis auf Inkarzeration. Es wird die Indikation zur operativen Sanierung mittels Netzeinlage gestellt.

Operation: Der Eingriff erfolgt in Rückenlage und Spinalanästhesie. Single-Shot-Antibiose i. v. präoperativ. Nach sorgfältiger Hautdesinfektion und sterilem Abdecken erfolgt eine etwa 5 cm lange Inzision inguinal rechts. Eingehen auf die Externusaponeurose und Spalten derselben über dem Leistenkanal in Faserrichtung unter Mitnahme des Anulus inguinalis externus. Der N. ilioinguinalis wird identifiziert, mobilisiert und unter den kranialen Haken verlagert (gelingt nicht immer). Darstellen und Anschlingen der funikulären Strukturen (diese werden stumpf mit dem Finger auf dem Os pubis umfahren, dann erfolgt das Anbringen einer Schlinge). Identifizierung des Bruchsacks, welcher mit den funikulären Strukturen verwachsen ist. Nun wird der Bruchsack bis an seine Pforte, die medial der epigastrischen Gefäße im Bereich der Transversalisfaszie liegt, von der Umgebung befreit. Es handelt sich somit um eine direkte Hernie. Bei der weiteren Präparation der funikulären Strukturen mit Resektion von Kremasteranteilen bis an den Anulus inguinalis internus zeigt sich kein zusätzlicher indirekter Anteil. Nun kann der Bruch mühelos reponiert werden. Um die Bruchlücke wird nun digital unterhalb der Transversalisfaszie ein Raum für das anschließende Einbringen des Netzes geschaffen. Einführen und Ausbreiten des PHS-Netzes. Das apikale Netzblatt wird lateral inzidiert, um eine Passage der funikulären Strukturen zu ermöglichen. Die Inzisionsflügel werden nun mittels eines Fadens zusammengenäht und gleichzeitig am Leistenband fixiert. Weiterhin wird das Netz an seinem medialen Hals im Sinne einer Antirotationsnaht an der Bauchdecke fixiert. Anschließend Kontrolle der Durchblutung der Samenstranggefäße (die Kuppe des kleinen Fingers sollte in die Netzlücke passen). Es zeigt sich eine regelrechte arterielle Pulsation, keinerlei venöse Stauung. Ausgiebige Spülung. Fortlaufende Naht der Externusaponeurose. Erneute Spülung. Intrakutannaht mit resorbierbarem Nahtmaterial. Wunddesinfektion. Steriler Verband.

Procedere: Regelmäßige Wundkontrollen. Fadenentfernung entfällt bei resorbierbarem Nahtmaterial. Körperliche Schonung für 2 Wochen.

Schnittführung: Siehe oben, „Leistenhernien-Repair mittels PHS (indirekte Hernie)".

Leistenhernien-Repair nach Shouldice

Indikation: Seit einigen Monaten bestehe eine Schwellung inguinal rechts, welche dem Patienten seit 2–3 Monaten zunehmend Beschwerden bereite. Klinisch zeigt sich eine Inguinalhernie (Vorwölbung inguinal, positiver Hustenanprall, evtl. weiter äußerer Leistenring) rechts ohne Hinweis auf Inkarzeration. Es wird die Indikation zur operativen Sanierung nach Shouldice gestellt.

Operation: Der Eingriff erfolgt in Rückenlage und Spinalanästhesie. Single-Shot-Antibiose i.v. präoperativ. Nach sorgfältiger Hautdesinfektion und sterilem Abdecken erfolgt eine Inzision inguinal rechts. Eingehen auf die Externusaponeurose und Spalten derselben in Faserrichtung unter Mitnahme des Anulus inguinalis externus. Der N. ilioinguinalis wird identifiziert, mobilisiert und unter den kranialen Haken verlagert (gelingt nicht immer). Anschließend wird der Samenstrang teils stumpf, teils scharf aus den Kremasteranteilen gelöst, wobei der M. cremaster unter Verwendung von Ligaturen reseziert wird. Weiterhin erfolgt die sorgfältige Präparation des Bruchsacks bis an den Anulus inguinalis internus. Es handelt sich somit um eine indirekte Hernie. Nach übersichtlicher Darstellung der Fascia transversalis erfolgt die Durchtrennung derselben unter Schonung der epigastrischen Gefäße vom Anulus inguinalis internus bis zum Schambeinhöcker. Weiterhin werden die Faszienränder vom darunter liegenden präperitonealen Fettgewebe mobilisiert und ausgedünnte Anteile der Faszie reseziert. Anschließend erfolgt die fortlaufende Naht der Transversalisfaszie von kaudal nach kranial, wobei kaudal im medialen Anteil die Rückseite der Rektusscheide und lateral der sehnige Anteil des Arcus muscularis transversi als Nahtlager dienen. Fortführung dieser Naht bis zum Anulus inguinalis internus, der somit rekonstruiert wird. Nun wird unter Nahtumkehr die fortlaufende Naht zum Schambeinhöcker zurückgeführt, wobei die kraniale Faszienlefze von oben auf die kaudale genäht und zum Schluss mit dem ersten Faden verknotet wird. Anschließend erfolgt die Fixierung des M. transversus und der dorsalen Anteile des M. internus am Leistenband mittels fortlaufender Naht, am Anulus inguinalis internus beginnend. Unter Stichumkehr wird nun die Naht zurückgeführt, wobei die ventralen Anteile des M. internus am Leistenband fixiert werden. Ausgiebige Spülung (Spülen ist nicht obligat). Fortlaufende Naht der Externusaponeurose. Erneute Spülung (s. oben). Intrakutannaht mit resorbierbarem Nahtmaterial. Wunddesinfektion. Steriler Verband.

Procedere: Regelmäßige Wundkontrollen. Fadenentfernung entfällt bei resorbierbarem Nahtmaterial. Körperliche Schonung für 2 Wochen.

Schnittführung: Siehe oben, „Leistenhernien-Repair mittels PHS (indirekte Hernie)".

Leistenhernien-Repair nach Bassini

Indikation: Seit einigen Monaten bestehe eine Schwellung inguinal rechts, welche dem Patienten seit 2–3 Monaten zunehmend Beschwerden bereite. Klinisch zeigt sich eine Inguinalhernie (Vorwölbung inguinal, positiver Hustenanprall, evtl. weiter äußerer Leistenring) rechts ohne Hinweis auf Inkarzeration. Es wird die Indikation zur operativen Sanierung nach Bassini gestellt.

Operation: Der Eingriff erfolgt in Rückenlage und Spinalanästhesie. Single-Shot-Antibiose i. v. präoperativ. Nach sorgfältiger Hautdesinfektion und sterilem Abdecken erfolgt eine Inzision inguinal rechts. Eingehen auf die Externusaponeurose und Spalten derselben in Faserrichtung unter Mitnahme des Anulus inguinalis externus. Der N. ilioinguinalis wird identifiziert, mobilisiert und unter den kranialen Haken verlagert (gelingt nicht immer). Anschließend wird der

Samenstrang teils stumpf, teils scharf aus den Kremasteranteilen gelöst, wobei der M. cremaster unter Verwendung von Ligaturen reseziert wird. Weiterhin erfolgt die sorgfältige Präparation des Bruchsacks bis an den Anulus inguinalis internus. Es handelt sich um eine indirekte Hernie. Nach übersichtlicher Darstellung der Fascia transversalis erfolgt die Durchtrennung derselben unter sorgfältiger Schonung der epigastrischen Gefäße vom Anulus inguinalis internus bis zum Schambeinhöcker. Weiterhin werden nun die Faszienränder vom darunter liegenden präperitonealen Fettgewebe mobilisiert und ausgedünnte Anteile der Faszie reseziert. Nach präziser Darstellung der Bauchwand werden nun 6 (normalerweise etwa 5–7) Fäden kranial durch den M. transversus abdominis, den M. obliquus internus, die Fascia transversalis und das Leistenband vorgelegt (der mediale Faden durchsticht dabei weiterhin das Schambeinperiost, um ein sicheres Fadenlager zu gewährleisten). Nun erfolgt die Verknotung der Nähte von medial nach lateral. Ausgiebige Spülung (nicht obligat). Fortlaufende Naht der Externusaponeurose. Erneute Spülung (s. oben). Intrakutannaht mit resorbierbarem Nahtmaterial. Wunddesinfektion und steriler Verband.

Procedere: Regelmäßige Wundkontrollen. Fadenentfernung entfällt bei resorbierbarem Nahtmaterial. Körperliche Schonung für 2 Wochen.

Schnittführung: Siehe oben, „Leistenhernien-Repair mittels PHS (indirekte Hernie)".

Leistenhernien-Repair nach Lichtenstein (indirekte Hernie)

Indikation: Seit einigen Monaten bestehe eine Schwellung inguinal rechts, welche dem Patienten seit 2–3 Monaten zunehmend Beschwerden bereite. Klinisch zeigt sich eine Inguinalhernie (Vorwölbung inguinal, positiver Hustenanprall, evtl. weiter äußerer Leistenring) rechts ohne Hinweis auf Inkarzeration. Es wird die Indikation zur operativen Sanierung mittels Netzeinlage gestellt.

Operation: Der Eingriff erfolgt in Rückenlage und Spinalanästhesie. Single-Shot-Antibiose i. v. präoperativ. Nach sorgfältiger Hautdesinfektion und sterilem Abdecken erfolgt eine Inzision inguinal rechts. Eingehen auf die Externusaponeurose und Spalten derselben in Faserrichtung unter Mitnahme des Anulus inguinalis externus. Der N. ilioinguinalis wird identifiziert, mobilisiert und unter den kranialen Haken verlagert (gelingt nicht immer). Eröffnen des Kremasterschlauches mit einer Schere und Aufsuchen des Bruchsacks. Weiterhin erfolgt die sorgfältige Präparation des Bruchsacks bis an den Anulus inguinalis internus. Es handelt sich um eine indirekte Hernie. Der Bruchsack wird in das Bauchinnere zurückgestoßen (bei großen Bruchsäcken kann evtl. eine Resektion erfolgen, was jedoch in der Originalarbeit nicht vorgesehen ist). Zurecht-schneiden des Polypropylennetzes etwa in der Form eines Flugzeugflügels und Inzision desselben für die Rekonstruktion des Anulus inguinalis internus. Platzierung des Netzes in der Leiste. Nun erfolgt die Fixierung des Netzes am Leistenband mittels fortlaufender Naht mit Beginn am Os pubis und bis zur Höhe des inneren Leistenrings. Zur Rekonstruktion des inneren Leistenrings wird die obere Netzlefze über die untere geschlagen. Es erfolgt die Fixierung der beiden Lefzen mit einem Einzelknopf nahe am neuen Anulus inguinalis internus sowie lateral mit einer isolierten Annaht durch beide Lefzen am Leistenband. Kranial wird das Netz an der Internusmuskulatur mittels Einzelknopfnähten fixiert, wobei darauf geachtet wird, dass keine Nerven beeinträchtigt werden. Anschließend Kontrolle der Durchblutung der Samenstranggefäße (die Kuppe des kleinen Fingers sollte in die Netzlücke passen). Es zeigt sich eine regelrechte arterielle Pulsation, keinerlei venöse Stauung. Fortlaufende Naht der Externusaponeurose. Intrakutannaht mit resorbierbarem Nahtmaterial. Wunddesinfektion und steriler Verband.

Procedere: Regelmäßige Wundkontrollen. Fadenentfernung entfällt bei resorbierbarem Nahtmaterial. Körperliche Schonung für 2 Wochen.

Schnittführung: Siehe oben, „Leistenhernien-Repair mittels PHS (indirekte Hernie)".

Zurechtschneiden des Netzes:

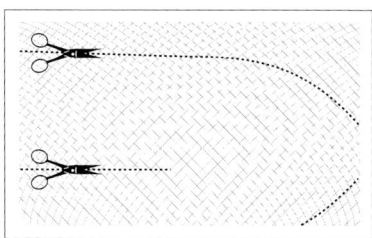

Leistenhernien-Repair nach Lichtenstein (direkte Hernie)

Indikation: Seit einigen Monaten bestehe eine Schwellung inguinal rechts, welche dem Patienten seit 2–3 Monaten zunehmend Beschwerden bereite. Klinisch zeigt sich eine Inguinalhernie (Vorwölbung inguinal, positiver Hustenanprall, evtl. weiter äußerer Leistenring rechts ohne Hinweis auf Inkarzeration). Es wird die Indikation zur operativen Sanierung mittels Netzeinlage gestellt.

Operation: Der Eingriff erfolgt in Rückenlage und Spinalanästhesie. Single-Shot-Antibiose i. v. präoperativ. Nach sorgfältiger Hautdesinfektion und sterilem Abdecken erfolgt eine Inzision inguinal rechts. Eingehen auf die Externusaponeurose und Spalten derselben in Faserrichtung unter Mitnahme des Anulus inguinalis externus. Der N. ilioinguinalis wird identifiziert, mobilisiert und unter den kranialen Haken verlagert (gelingt nicht immer). Bei der weiteren Inspektion und Präparation findet sich ein mit den funikulären Strukturen verwachsener Bruch mit Bruchpforte medial der epigastrischen Gefäße im Bereich der Fascia transversalis. Es handelt sich somit um eine direkte Inguinalhernie. Weiterhin erfolgt die sorgfältige Präparation des Bruchsacks bis an seine Pforte. Nun wird der Bruch in das Bauchinnere zurückgestoßen. Eröffnen des Kremasterschlauches mit einer Schere zum Ausschluss eines indirekten Bruchanteils. Es zeigt sich kein weiterer indirekter Anteil. Zurechtschneiden des Polypropylennetzes etwa in der Form eines Flugzeugflügels und Inzision desselben für die Rekonstruktion des Anulus inguinalis internus [s. oben, „Leistenhernien-Repair nach Lichtenstein (indirekte Hernie)"]. Platzierung des Netzes in der Leiste. Nun erfolgt die Fixierung des Netzes am Leistenband mittels fortlaufender Naht mit Beginn am Os pubis und bis zur Höhe des inneren Leistenrings. Es erfolgt weiterhin die Fixierung der beiden Lefzen mit einem Einzelknopf nahe am neuen Anulus inguinalis internus sowie lateral mit einer isolierten Annaht durch beide Lefzen am Leistenband. Kranial wird das Netz an der Internusmuskulatur mittels Einzelknopfnähten fixiert, wobei darauf geachtet wird, dass keine Nerven beeinträchtigt werden. Anschließend Kontrolle der Durchblutung der Samenstranggefäße (die Kuppe des kleinen Fingers sollte in die Netzlücke passen). Es zeigt sich eine regelrechte arterielle Pulsation, keinerlei venöse Stauung. Fortlaufende Naht der Externusaponeurose. Intrakutannaht mit resorbierbarem Nahtmaterial. Wunddesinfektion und steriler Verband.

Procedere: Regelmäßige Wundkontrollen. Fadenentfernung entfällt bei resorbierbarem Nahtmaterial. Körperliche Schonung für 2 Wochen.

Schnittführung: Siehe oben, „Leistenhernien-Repair mittels PHS (indirekte Hernie)".

Zurechtschneiden des Netzes: Siehe oben, „Leistenhernien-Repair nach Lichtenstein (indirekte Hernie)".

Operation bei kindlicher Inguinalhernie

Indikation: Seit längerer Zeit besteht eine Schwellung inguinal rechts. Klinisch zeigt sich eine Inguinalhernie rechts. Es besteht weiterhin eine familiäre Häufung von Hernien. Es wird die Indikation zu Revision und Herniensanierung gestellt.

Operation: Der Eingriff erfolgt in Rückenlage und Intubationsnarkose. Single-Shot-Antibiose i. v. präoperativ. Nach sorgfältiger Hautdesinfektion und sterilem Abdecken erfolgt eine Inzision inguinal rechts im Verlauf der Hautspaltlinien. Eingehen auf die Externusaponeurose und Spalten derselben in Faserrichtung unter Mitnahme des Anulus inguinalis externus. Bei der Präparation zeigt sich ein kleiner Bruchsack, welcher mit der Umgebung verwachsen ist. Der Bruchsack wird nun sukzessive von der Umgebung befreit und bis an den Anulus inguinalis internus freipräpariert. Es liegt somit eine indirekte Hernie vor. Der Bruchsack wird nun torquiert, ligiert und in das Innere zurückgestoßen. Ausgiebige Spülung. Fortlaufende Naht der Externusaponeurose. Intrakutannaht mit resorbierbarem Nahtmaterial. Wunddesinfektion und steriler Verband.

Procedere: Wundkontrollen. Eine Fadenentfernung entfällt bei resorbierbarem Nahtmaterial. Körperliche Schonung für 2 Wochen.

Operation bei Umbilikalhernie (Fasziendopplung nach Mayo)

Indikation: Bei dem Patienten bestehe seit einigen Monaten eine Vorwölbung im Bereich des Bauchnabels. Im Rahmen seiner Arbeit sowie bei sportlichen Tätigkeiten empfinde dies der Patient als störend. Klinisch zeigt sich eine Umbilikalhernie. In Rückenlage lässt sich die Hernie problemlos reponieren, und es lässt sich eine Faszienlücke von etwa 1 cm tasten. Es bestehen keine Anzeichen einer Inkarzeration. Es wird die Indikation zur Herniensanierung gestellt.

Operation: Der Eingriff erfolgt in Rückenlage und Intubationsnarkose. Single-Shot-Antibiose i. v. präoperativ. Nach sorgfältiger Hautdesinfektion und sterilem Abdecken erfolgt eine etwa 4 cm lange Inzision über der umbilikal tastbaren Hernie. Linksumschneidung des Nabels und geringe Schnittverlängerung in Richtung Ober- und Unterbauch. Durchtrennung des subkutanen Fettgewebes unter sorgfältiger Blutstillung und Identifizierung des Bruches. Anschlingen des Bruchsacks knapp oberhalb des Faszieniveaus. Der Bruchsack wird nun teils stumpf, teils scharf vom Nabel abgelöst. Weitere Präparation des Bruches bis an die Bruchpforte. Schlussendlich zeigt sich eine etwa pflaumengroße Umbilikalhernie mit einer Bruchpforte von etwa 1 cm. Nun erfolgt das Zurückstoßen des Bruches nach intraabdominal. Naht der Bauchwand mittels doppelten Einzelknöpfen, längsverlaufend mit Beginn im Gesunden, wobei die Faszie gedoppelt wird (s. unten). Dabei zeigt sich ein festes Nahtlager (wichtig für die Haltbarkeit). [Eine Versorgung mit Netz wird ab einer Bruchlücke von 2 cm im Durchmesser empfohlen. Prinzipiell herrscht bei Umbilikal- und epigastrischer Hernie dasselbe Operationsprinzip. Bei größerer Bruchlücke einer Umbilikalhernie: s. unten, „Operation bei epigastrischer Hernie mit Netz (präperitoneal)".] Der Bauchnabel wird an seiner Basis durchstochen und gegen die Bauchdecke fixiert. Subkutane Adaptationsnähte. Hautverschluss mittels Intrakutannaht. Wunddesinfektion. Applikation eines sterilen Verbandes.

Procedere: Regelmäßige Wundkontrollen. Fadenentfernung entfällt bei resorbierbarem Nahtmaterial. Körperliche Tätigkeit nach Maßgabe der Beschwerden erlaubt.

Schnittführung:

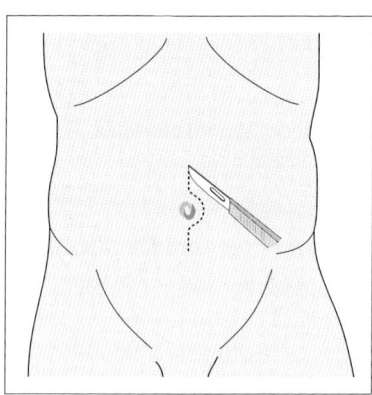

Stichführung bei der Fasziendopplung nach Mayo:

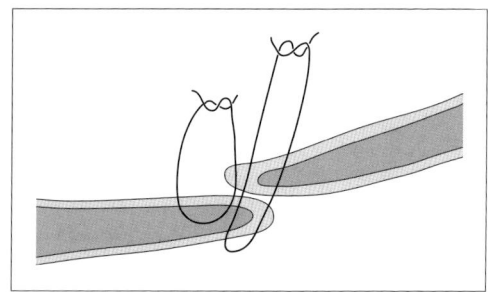

Operation bei epigastrischer Hernie mit Netz (präperitoneal)

Indikation: Der Patient leide seit einiger Zeit unter einer störenden Vorwölbung im Bereich der Mittellinie etwa 5 cm kranial des Bauchnabels. Diese Schwellung nimmt bei Erhöhung des intraabdominellen Drucks deutlich zu und ist bei entspannten Bauchdecken komplett reponibel. Es lässt sich eine etwa 2,5 cm große Bruchpforte tasten. Es wird die Indikation zum Hernien-Repair und Verstärkung mittels Prolene-Mesh gestellt.

Operation: Der Eingriff erfolgt in Rückenlage und Intubationsnarkose. I.v.-Single-Shot-Antibiose präoperativ. Sorgfältige Hautdesinfektion und steriles Abdecken. Es erfolgt nun eine etwa 5 cm lange Inzision über der epigastrischen Hernie. Aufsuchen des Bruchsacks und Darstellung der Hernie. Anschließend wird die Hernie bis zu ihrer Bruchpforte vom umliegenden Gewebe abgelöst, aus dem Faszienring befreit und mobilisiert. Es zeigt sich eine etwa faustgroße Hernie, die sich komplett reponieren lässt. Die Bruchpforte hat eine Größe von etwa 2,5 cm. Es wird sich daher für eine Versorgung mit präperitonealem Netz entschieden (Netzplastik wird ab einer Bruchpfortengröße von 2 cm empfohlen). [Es gibt verschiedene Möglichkeiten der Netzplatzierung, z. B. Onlay-Technik, Inlay-Technik, Sublay-Technik, präperitoneale Netzeinlage. Prinzipiell herrscht bei Umbilikal- und epigastrischer Hernie dasselbe Operationsprinzip. Für kleinere epigastrische Hernien s. daher oben, „Operation bei Umbilikalhernie (Fasziendopplung nach Mayo)".] Nun wird die Bruchpforte kranial und kaudal um jeweils etwa 1 cm durch Inzision der Bauchwand mit einer Schere erweitert. Der präperitoneale Raum wird nun sorgfältigst von Adhäsionen befreit. Auswahl eines Prolene-Meshs, welches entsprechend zugeschnitten wird. Nun lässt sich das Netz problemlos im präperitonealen Raum ausbreiten und mittels Nähten gegen die Bauchdecke fixieren. Das Netz weist keinerlei Spannung auf. Fortlaufender Verschluss der Bauchdecke über dem Netz. Subkutannaht. Hautverschluss mittels fortlaufender Intrakutannaht.

Procedere: Regelmäßige Wundkontrollen. Körperliche Tätigkeit nach Maßgabe der Beschwerden erlaubt. Fadenentfernung entfällt bei resorbierbarem Nahtmaterial.

7 Gefäße

Crossektomie, Varizen-Stripping und Nebenast-Exhairese

Indikation: Bei dem Patienten bestehen seit einiger Zeit Varizen am rechten Bein. Insbesondere im Sommer bei hohen Temperaturen empfinde der Patient die Varizen als störend. Duplexsonographisch zeigt sich ein gut durchgängiges tiefes Venensystem. Es besteht jedoch eine insuffiziente Crosse mit Varikosis der V. saphena magna. Derzeit liegen keine Ulzera vor. Die zu entfernenden Varizen wurden am Vorabend mit einem wasserfesten Filzschreiber eingezeichnet.

Operation: Der Eingriff erfolgt in Spinalanästhesie. Single-Shot-Antibiose i. v. präoperativ. Rückenlage mit leichter Außenrotation der Beine (z. B. über eine Knierolle oder in Froschstellung). Desinfektion und steriles Abdecken des Operationsfeldes inklusive Füße und Scham. Im Bereich der rechten Leiste erfolgt eine etwa 4 cm lange Inzision über der Crosse (Palpation des Femoralpulses und Anlage des Schnittes medial davon). Weitere teils scharfe, teils stumpfe Präparation durch das Subkutangewebe und Aufsuchen der V. saphena magna und derer Einmündung in die V. femoralis. Darstellen und Ligieren sämtlicher Zuflüsse (Crossektomie). Femoralisnahe Ligatur per Durchstechung der V. saphena magna und Absetzen derselben. Es wird überprüft, dass keine Einengung der V. femoralis durch die Ligatur vorliegt. Es erfolgen nun das Einführen des Strippers (verschiedene Produkte erhältlich, z. B. Oesch-Stripper oder Babcock-Sonde etc.) in die V. saphena magna und Strippen derselben, wobei der Stripper etwa auf Kniehöhe ausgeführt wird, da ein weiteres Vorschieben nicht möglich ist (komplettes Strippen wäre wünschenswert; auch Strippen von distal nach proximal nach Freipräparieren der V. saphena magna im Bereich des Malleolus medialis ist möglich). Da die V. saphena magna etwa auf halber Höhe ausreißt, wird weiterhin ein Retriever eingeführt. Mit dem Retriever gelingt die komplette Entfernung der V. saphena magna auf diesem Abschnitt. Anschließend werden die V. saphena magna im Bereich des Malleolus medialis freipräpariert und die übrig gebliebene Gefäßstrecke nach proximal gestrippt. Nach erneutem Abreißen der Vene wird auch hier ein Retriever eingeführt. Da die Vene selbst mit dem Retriever nicht vollständig entfernt werden kann, wird hier zusätzlich eine Exhairese über Stichinzisionen durchgeführt (kleine Stichinzision neben der Varize, über die die Vene mit einem Häkchen so weit wie möglich herausgezogen wird). Im Bereich der eingezeichneten Seitenäste wird durch kleine Stichinzisionen die Nebenast-Exhairese durchgeführt (s. oben). Auf die Einlage einer Redon-Drainage inguinal wird aufgrund trockener Verhältnisse verzichtet. Hautnaht mittels fortlaufender Intrakutannaht mit resorbierbarem Nahtmaterial. Verschluss der Stichinzisionen durch intrakutan eingeführte Einzelknopfnähte. Wunddesinfektion, Wundverband. Kompressionsverband für das gesamte Bein.

Procedere: Regelmäßige Wundkontrollen. Erster Verbandwechsel und Wundkontrolle am 2. postoperativen Tag. Eine Fadenentfernung entfällt bei resorbierbarem Nahtmaterial. Tragen von Stützstrümpfen der Kompressionsklasse II tagsüber für 4 Wochen (es gibt unterschiedliche Meinungen, insbesondere über die Tragedauer der Stützstrümpfe). Hochlagern des Beines so oft wie möglich. Postoperativ Vermeiden von Sitzen und Stehen, Bevorzugen von Liegen und Laufen.

Schnittführung:

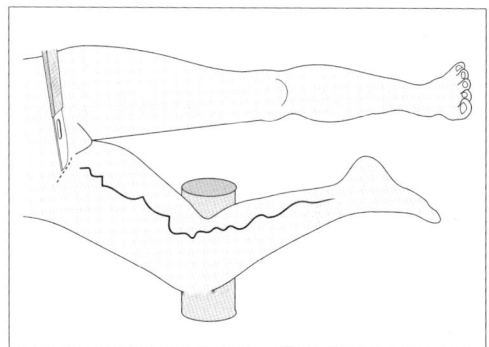

Implantation Port-A-Cath

Indikation: Bei einer Untersuchung des Patienten wegen Gewichtsabnahme fand sich ein dissolut wachsendes Magenkarzinom. Im Rahmen eines interdisziplinären onkologischen Kolloquiums wurde eine Behandlung mittels Chemotherapie entschieden. Aufgrund dessen wird die Indikation zur Implantation eines Port-A-Cath-Systems gestellt.

Operation: Der Eingriff erfolgt in Rückenlage und Intubationsnarkose. Single-Shot-Antibiose i. v. präoperativ. Sorgfältige Desinfektion und steriles Abdecken. Punktion der linken V. subclavia von infraklavikulär (immer an der nichtdominanten Seite operieren; bei Voroperation oder Bestrahlung z. B. wegen Mammakarzinom die unbehandelte Seite bevorzugen). Vorschieben des Führungsdrahtes durch die Punktionskanüle und Kontrolle der korrekten Lage mittels Bildwandler. Entfernen der Kanüle und Einbringen des Dilatators über den Führungsdraht. Anschließend wird der Führungsdraht wieder entfernt. Vorschieben des Katheters über den Dilatator bis vor den rechten Vorhof. Kontrolle der Lage mittels Bildwandler (das Ende des Katheters sollte etwa auf Höhe der Trachealbifurkation zum Liegen kommen). Markierung des Katheters an der Haut mit einer Höschen-Klemme (Klemme mit Gummipolsterung, sodass der Katheter nicht beschädigt wird). Nun wird etwa 6 cm unterhalb der Klavikula eine quere Inzision von etwa 3–4 cm Länge über dem Brustansatz angelegt. Die subkutane Schicht wird auf einem Ausmaß von etwa 3-mal 3 cm reseziert. Subtile Blutstillung. Anlegen von 4 Haltenähten an die Pektoralisfaszie. Durchzug des Katheters von der obigen in die untere Inzision subkutan mittels Spieß. Fixation des Katheters am gefüllten Port. Fixation des Ports an der Faszie mit den vorgelegten Nähten. Verschluss der subkutanen Tasche mit subkutaner und intrakutaner Hautnaht. Naht der infraklavikulären Inzision. Anspülen des Ports mit Liquemin und Anlage einer Infusion über den Port. Steriler Verband.

Procedere: Postoperative Röntgenkontrolle. Regelmäßige Wundkontrollen. Eine Fadenentfernung entfällt bei resorbierbarem Nahtmaterial.

Punktionsstelle:

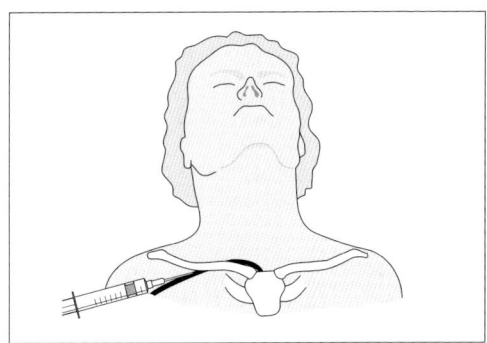

8 Traumatologie

Spickdrahtosteosynthese distaler Radius (Processus styloideus)

Indikation: Der Patient sei gestürzt und dabei auf die rechte Hand gefallen. Es zeigt sich klinisch eine leichte Dislokation nach dorsal bei intakter peripherer Durchblutung und Sensomotorik. Radiologisch findet sich eine distale, nach dorsal dislozierte Radiusfraktur ohne intraartikuläre Beteiligung. Es wird die Indikation zur Spickdrahtosteosynthese gestellt.

Operation: Die Operation erfolgt in Rückenlage und mit Armbänkchen. I.v.-Block. Single-Shot-Antibiose i. v. präoperativ. Unter Bildwandlerkontrolle erfolgt nun die Reposition der Fraktur. Es erfolgt eine Stichinzision an der Spitze des Processus styloideus radii, über die ein Kirschner-Draht in den Radius nach proximal ulnar eingebracht und in der Gegenkortikalis verankert wird. Ein weiterer Kirschner-Draht wird leicht distal versetzt in einem spitzen Winkel zum vorab eingebrachten Draht ebenfalls über den Processus styloideus radii eingebracht, sodass sich die beiden Drähte noch vor der Fraktur überkreuzen (die Drähte sollten nicht auf Frakturhöhe kreuzen, da dies zu einer Rotationsinstabilität führt). Ebenfalls Verankerung in der Gegenkortikalis. Unter Bildwandlerkontrolle zeigt sich nun eine korrekte Lage des Osteosynthesematerials bei guter Frakturstellung, welche bewegungsstabil ist. Abbiegen der Drähte, Anbringen von Bleikugeln (zum Schutz vor den scharfen Kanten der abgeschnittenen Drähte) und steriler Verband. Anlage eines gespaltenen Vorderarmgipses (auch konfektionierte Schiene möglich).

Procedere: Regelmäßige Wundkontrollen. Anfangs konsequentes Hochlagern. Anlage eines zirkulären Unterarmgipses nach Abschwellung. Röntgenkontrollen nach 4, 10 und 28 Tagen. Bei guter Stellung Belassen von Gips und Osteosynthesematerial für 4 Wochen postoperativ. Keine Vollbelastung des Gelenks für 8 Wochen. Sportkarenz für 2 Monate.

Lage des Osteosynthesematerials:

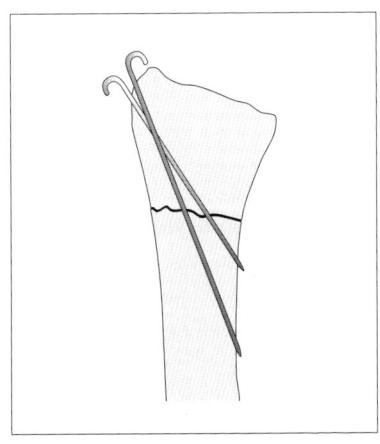

Spickdrahtosteosynthese distaler Radius nach Kapandji

Indikation: Der Patient sei beim Snowboarden gestürzt und dabei auf die rechte Hand gefallen. Es zeigt sich klinisch eine leichte Dislokation des Vorderarms nach dorsal bei intakter peripherer Durchblutung und Sensomotorik. Radiologisch findet sich eine Colles-Fracture mit dorsaler Einstauchungszone. Eine intraartikuläre Beteiligung liegt nicht vor. Da eine anderweitige stabile Reposition nicht gelingt, wird die Indikation zur Spickdrahtosteosynthese nach Kapandji gestellt.

Operation: Die Operation erfolgt in Rückenlage und mit Armbänkchen. I.v.-Block. Single-Shot-Antibiose i. v. präoperativ. Sorgfältige Desinfektion und steriles Abdecken. Unter Bildwandlerkontrolle erfolgt zunächst die Reposition der Fraktur. Nun wird eine Stichinzision über dem distalen Vorderarm dorsoradial gesetzt, über die ein Spickdraht von dorsoradial im Sinne einer Kapandji-Spickung über den Frakturspalt per Hand vorgeschoben und mit der Bohrmaschine in der Gegenkortikalis verankert wird. Es erfolgt zusätzlich das Einbringen eines weiteren Kirschner-Dahtes über eine Stichinzision von dorsoulnar – ebenfalls im Sinne einer Kapandji-Spickung per Hand –, welcher ebenfalls mit der Maschine in der Gegenkortikalis verankert wird (bei dieser Ostesynthese kann evtl. auch ein dorsaler Spickdraht ausreichen). Anschließend wird an der Spitze des Processus styloideus radii eine Stichinzision gesetzt, über die ein Kirschner-Draht mit der Bohrmaschine in den Radius nach proximal ulnar eingebracht und in der Gegenkortikalis verankert wird. Unter Bildwandlerkontrolle zeigt sich nun eine korrekte Lage des Osteosynthesematerials bei guter

Frakturstellung, welche bewegungsstabil ist. Absetzen der Drähte, Abbiegen der Drähte und Anbringen von Bleikugeln. Applikation eines sterilen Verbands. Anlage eines gespaltenen Vorderarmgipses (oder konfektionierte Vorderarm-schiene).

Procedere: Regelmäßige Wundkontrollen. Anfangs konsequentes Hochlagern. Anlage eines zirkulären Unterarmgipses nach Abschwellung. Röntgenkontrol-len in 4, 10 und 28 Tagen. Bei guter Stellung Belassen von Gips und Osteosyn-thesematerial für 4 Wochen postoperativ. Keine Vollbelastung des Gelenks für 8 Wochen. Sportkarenz für 2 Monate.

Lage des Osteosynthesematerials:

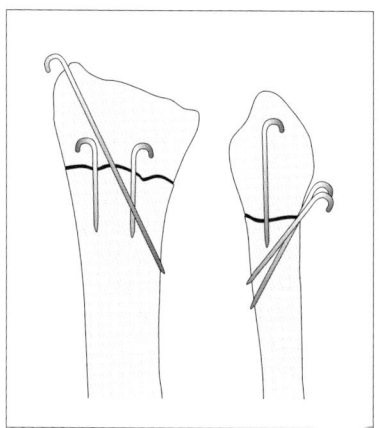

Fixateur externe am Unterarm

Indikation: Der Patient sei heute beim Einkaufen gestürzt und dabei auf die rechte Hand gefallen. Die Überweisung erfolgte durch den Hausarzt. Bei Eintritt kann im Bereich des rechten Handgelenks eine mäßige Schwellung bei deutli-cher dorsaler Fehlstellung festgestellt werden. Periphere Sensibilität, Motorik und Zirkulation sind normal. Die radiologische Untersuchung zeigt eine Trüm-merfraktur des distalen Radius mit Gelenkbeteiligung. Es ist die Indikation zu geschlossener Reposition und Anlage eines Fixateur externe gegeben.

Operation: Der Eingriff erfolgt in Rückenlage und mit Armbänkchen. Plexusan-ästhesie. Single-Shot-Antibiose i. v. präoperativ. Nach entsprechender Desin-fektion und Abdeckung erfolgt zunächst unter Bildwandlerkontrolle die ach-sengerechte Reposition der Fraktur. Nach befriedigendem Ergebnis erfolgt die

Platzierung einer Schanz-Schraube im Schaft des Os metacarpale II laterodorsal in einem Winkel von etwa 45° (zur Vermeidung des Anbohrens der Strecksehnen) über eine Stichinzision. Einbringen der proximalen Schanz-Schraube im Bereich des Radiusschafts, wiederum über eine Stichinzision. Vormontage einer 20 cm langen Fixateurstange mit bereits angebrachten Backen für die übrigen Schanz-Schrauben. Nun erfolgen die erneute Reposition der Fraktur unter Längszug an den bereits montierten Schanz-Schrauben und die Sicherung der Stellung durch den Fixateur. Eine nochmalige Röntgenkontrolle zeigt eine nahezu anatomische Reposition der Fraktur. Es erfolgt das Einbringen von jeweils einer Schanz-Schraube an der Basis von Os metacarpale II und am Radius frakturnah über den Fixateur nach Setzen von Stichinzisionen. Nochmalige Korrektur der Reposition durch Bewegen der frakturnahen Schanz-Schrauben als Joysticks. Montage einer zweiten Fixateurstange. Eine abschließende Röntgenkontrolle zeigt eine anatomische Reposition der Fraktur bei korrekt liegendem Osteosynthesematerial. Die Kirschner-Drähte werden nun gekürzt und mit Gummihülsen geschützt. Wundverband mit Kompressen und Polsterwatte.

Procedere: Regelmäßige Wundkontrollen. Postoperativ Anbringen einer Unterarmgipsschiene. Radiologische Kontrolle unmittelbar postoperativ, nach 10 Tagen und nach 6 Wochen. Aufheben der Ligamentotaxis nach 3 Wochen. Bei gutem Frakturdurchbau Entfernung des Fixateurs nach 6 Wochen.

Lage des Osteosynthesematerials:

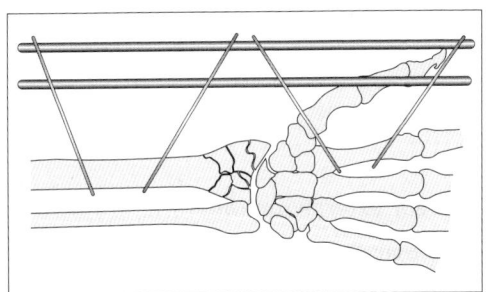

Volare Plattenosteosynthese distaler Radius

Indikation: Der Patient sei am Abend beim Biertrinken gestürzt und dabei auf die palmarflektierte rechte Hand gestürzt. Bereits klinisch erkennbar ist eine eindeutige volare Dislokation des linken Unterarms bei intakter Durchblutung und Sensomotorik. Radiologisch zeigt sich eine distale, nach volar dislozierte Radiusfraktur rechts. Es besteht keine Gelenkbeteiligung. Es wird die Indikation zur volaren Plattenosteosythese des rechten Radius gestellt.

Operation: Die Operation erfolgt in Rückenlage und mit Armbänkchen. Plexus-anästhesie. Single-Shot-Antibiose i. v. präoperativ. Nach sorgfältiger Hautdes-infektion und sterilem Abdecken erfolgt palmar leicht radialseitig der Sehne des M. flexor carpi radialis eine etwa 7 cm lange Inzision (Meiden des N. media-nus, welcher zwischen der Sehne des M. palmaris longus und dem M. flexor carpi radialis gelegen ist). Schrittweises Eingehen auf den Radius unter Scho-nung der Gefäß-Nerven-Bündel (insbesondere sollte man auf den Ramus su-perficialis des N. radialis achten). Durchtrennung des M. pronator quadratus la-teralseitig. Darstellung und Säubern der Fraktur sowie Reposition derselben. Einbringen einer vorgebogenen 2,7 mm messenden winkelstabilen Platte nach Kürzen derselben um je ein Loch distal radialseitig sowie proximal (die Platte muss der Fraktur individuell angepasst werden). Die 3 proximalen Plattenlö-cher werden jeweils mit bikortikalen Schrauben besetzt (je nach Fraktur wer-den die Plattenlöcher unterschiedlich mit Schrauben besetzt). Es zeigt sich nun sowohl im a.p. als auch im seitlichen Strahlengang eine anatomische und bewe-gungsstabile Reposition der Fraktur bei guter Lage des Osteosynthesematerials. Es folgt nun eine ausgiebige Spülung. Adaptierende Naht des M. pronator qua-dratus. Einlage einer Redon-Drainage. Subkutannaht. Hautnaht mittels Einzel-stichen. Wunddesinfektion, Wundverband. Anlegen einer Handgelenkschiene.

Procedere: Regelmäßige Wundkontrollen. Redon-Drainagen-Entfernung je nach Sekretionsmenge nach 24–48 Stunden. Fadenentfernung 10–12 Tage post-operativ. Belassen der Vorderarmschiene während 2 Wochen Tag und Nacht so-wie während weiterer 2 Wochen nachts. Radiologische Kontrolle postoperativ, nach 10 Tagen und nach 6 Wochen. Bei fehlender Symptomatik kann das Os-teosynthesematerial in situ belassen werden. Ansons-ten Plattenentfernung in 6–9 Monaten.

Schnittführung und Lage des Osteosynthesemateri-als:

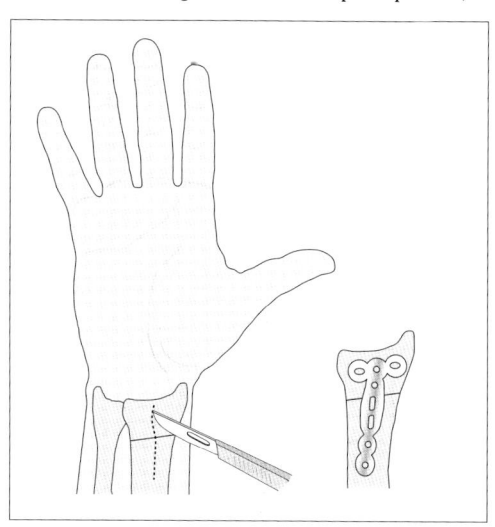

Spickdrahtosteosynthese suprakondyläre Humerusfraktur

Indikation: Der junge Patient habe mit anderen Kindern im Wald gespielt und sei dabei zu Boden gestürzt. Anschließend habe er über Schmerzen im Bereich des rechten Ellbogens geklagt. Klinisch zeigt sich eine Fehlstellung im Bereich des distalen Humerus bei intakter Durchblutung und Sensomotorik. Radiologisch findet sich eine dislozierte suprakondyläre Humerusfraktur rechts, weshalb die Indikation zur geschlossenen Reposition und Spickdrahtosteosynthese gestellt wird.

Operation: Der Eingriff erfolgt in Intubationsnarkose und Bauchlage. Single-Shot-Antibiose i. v. präoperativ. Sorgfältige Hautdesinfektion und steriles Abdecken. Es erfolgt nun bei hängendem Unterarm die Reposition der Fraktur durch Zug und Gegenzug am Ellbogengelenk mit Korrektur der Seitverschiebung und der Achse. Radiologische Kontrolle der Reposition. Das Capitulum humeri stellt sich nun wieder in einem Winkel von knapp 40° zum Schaft ein. Die Valgusstellung beträgt physiologische 15°. Anschließend erfolgt über 2 kleine Stichinzisionen sowohl von ulnar als auch von radial unter sorgfältigem Schutz der Weichteile das Einbringen von 2 Kirschner-Drähten, welche gekreuzt (nicht im Frakturbereich kreuzen, da sonst eine Rotationsinstabilität verursacht wird) zum Liegen kommen und jeweils in der Gegenkortikalis verankert werden. Es zeigt sich nun eine anatomische, bewegungsstabile Reposition der Fraktur bei guter Lage der Kirschner-Drähte ohne Beeinträchtigung der Trochlea. Die Kirschner-Drähte werden umgebogen, die Enden mittels Bleikugeln geschützt. Wunddesinfektion, Wundverband. Anlage einer Oberarmgipshülse.

Procedere: Regelmäßige Wundkontrollen. Tragen der Oberarmgipshülse während 5 Wochen (nach Abschwellen des Lokalbefundes gegebenenfalls Wechsel auf zirkulären Oberarmgips für insgesamt 5 Wochen). Radiologische Kontrolle postoperativ, nach 10 Tagen sowie nach 5 Wochen gipsfrei. Bei guter Stellung sowie erfolgtem ossären Durchbau Entfernen der Spickdrähte und Freigabe des Ellbogengelenks.

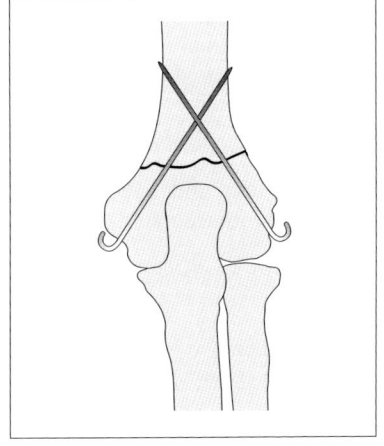

Lage des Osteosynthesematerials:

Zuggurtungsosteosynthese Olekranon

Indikation: Bei notfallmäßigem Eintritt berichtet der Patient, er sei am selbigen Tag im Rahmen eines häuslichen Streits von seiner Frau mit einem Holzscheit auf den linken Ellbogen geschlagen worden. Seitdem leide er unter einer Schwellung und Schmerzen in diesem Bereich. Klinisch zeigt sich bei Eintritt ein mäßig geschwollener, druckdolenter Ellbogen links mit intakter peripherer Durchblutung und Sensomotorik. Radiologisch zeigt sich eine einfache Olekranonfraktur mit leichter Dislokation. Es wird die Indikation zur Osteosynthese mittels Zuggurtung gestellt.

Operation: Der Eingriff erfolgt in Intubationsnarkose und Bauchlage. Single-Shot-Antibiose i. v. präoperativ. Sorgfältige Hautdesinfektion und steriles Abdecken. Nun erfolgt eine etwa 8 cm lange Inzision über dem linken Ellbogen mit radialseitiger Umschneidung des Olekranons (Schonung des N. ulnaris, der auf der anderen Seite verläuft). Weitere Präparation bis auf den Knochen durch Umschneidung der Weichteile und Kapselanteile radialseitig im Verlauf des Hautschnitts. Nach proximal wird die Bizepssehne andeutungsweise gespalten. Nach Freilegen des Frakturspalts wird dieser sorgfältig gesäubert und eingeschlagenes Periost entfernt. Anschließend wird die Fraktur reponiert und mittels einer Weber-Zange gehalten. Einbringen zweier paralleler Kirschner-Drähte über der Olekranonspitze (im Zentrum des Frakturfragments) nach distal volar, jeweils mit Verankerung in der Gegenkortikalis (Platzierung der Drähte möglichst gelenknah). Danach erfolgt etwa 2–3 cm distal des Frakturspalts das Anlegen eines quergerichteten Bohrkanals im Bereich der dorsalen Ulna. Durchziehen des Cerclage-Drahtes durch den Bohrkanal und Herumführen des Drahtes über Kreuz um die Enden der Kirschner-Drähte. Nun wird der Cerclage-Draht unter Bildung eines Zwirls gespannt. Kürzen, Umbiegen und Einschlagen der Kirschner-Drähte. Es zeigt sich schließlich unter Bildwandlerkontrolle eine anatomische Reposition der Fraktur bei guter Lage des Osteosynthesematerials. Ausgiebige Spülung. Einlage einer Redon-Drainage. Adaptieren mittels Subkutannaht und abschließende Wundnaht. Wunddesinfektion, Wundverband. Anlage einer Oberarmgipsschiene.

Procedere: Regelmäßige Wundkontrollen. Zug der Redon-Drainage je nach Sekretionsmenge nach 24–48 Stunden. Entfernung des Nahtmaterials 10–12 Tage postoperativ. Röntgenkontrolle nach Zug der Redon-Drainage sowie nach 6, 10 und 16 Wochen. Tragen der Gipsschiene für zunächst einige Tage, dann Beginn mobilisierender Physiotherapie aus der Schiene mit Steigerung bis zur Freigabe. Die Entfernung des Osteosynthesematerials ist nach einem Jahr möglich.

Schnittführung:

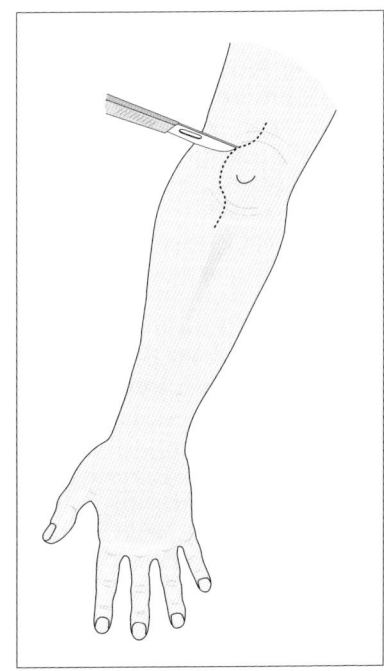

**Lage des Osteo-
synthesematerials:**

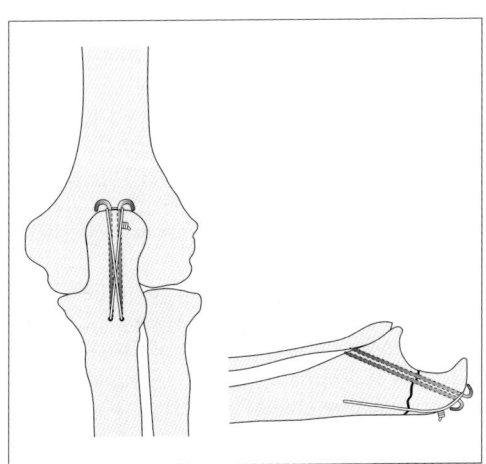

Femurkopfendoprothese bei Schenkelhalsfraktur

Indikation: Der Patient sei am Vortag zu Hause auf die rechte Hüfte gestürzt. Klinisch zeigt sich ein verkürztes und außenrotiertes Bein rechts bei intakter Durchblutung und Sensomotorik. Radiologisch zeigt sich eine mediale Schenkelhalsfraktur rechts, weswegen die Indikation zur Implantation einer Femurkopfendoprothese gestellt wird.

Operation: Die Operation erfolgt in Rückenlage und Spinalanästhesie. Single-Shot-Antibiose i. v. präoperativ. Nach sorgfältiger Hautdesinfektion und sterilem Abdecken erfolgt eine Inzision von etwa 12 cm Länge (je nach Patient etwa 10–15 cm) über dem rechten Trochanter major. Durchtrennen des subkutanen Fettgewebes unter sorgfältiger Blutstillung. Längsspalten der Fascia lata über dem Trochanter major. Einkerben von Vastus- und Glutealmuskulatur und knochennahes Abpräparieren nach ventral. Türflügelförmige Inzision der Gelenkkapsel. Es entleert sich mäßig Frakturhämatom. Nachresezieren einer etwa 1 cm messenden Scheibe vom lateralen Schenkelhals mit einer oszillierenden Säge. Der Hüftkopf kann nun mit dem Zapfenzieher entfernt werden. Säubern der Fossa semilunaris. Die Pfanne wird inspiziert und erscheint von ausreichender Qualität zur Aufnahme eines Bipolarkopfes. Temporäre Tamponade mit einer feuchten Kompresse. Positionieren des Femurs durch Viererstellung des rechten Beines. Markraumeröffnung mit dem scharfen Löffel. Erweiterung des Markraumes mit der Weber-S-S-Raffel. Einbringen einer Markraumsperre und einer Portion Refobacin-Palacos (Knochenzement). Einzementieren eines Weber-S-S-Schaftes. Nach Aushärten des Zements erfolgt die Montage eines 54-mm-Bipolarkopfes mit 28-mm-Sulox-Kopf und mittlerer Halslänge (Daten Austauschen, je nach Implantat). Definitive Prothesenreposition. Es zeigt sich nun eine ausgeglichene Beinlänge ohne Luxationstendenz der Prothese (Prüfung durch Bewegen des Beines in allen Ebenen). Ausgiebige Wundspülung. Subtile Blutstillung. Bei weitgehender Bluttrockenheit wird auf die Einlage einer Redon-Drainage verzichtet. Flaschenzug der Gelenkkapsel. Readaptation von Vastus- und Glutealmuskulatur. Fortlaufende Fasziennaht. Subkutane Adaptationsnaht. Hautverschluss. Steriler Verband.

Procedere: Regelmäßige Wundkontrollen. Entfernung des Nahtmaterials 12–14 Tage postoperativ. Mobilisation unter physiotherapeutischer Anleitung, frühzeitig unter Belastung bis zur Schmerzgrenze und mit raschem Übergang auf die volle Belastung. Thromboseprophylaxe bis zur sicheren vollen Mobilisation. Röntgenkontrolle postoperativ sowie nach 6, 10 und 16 Wochen.

Schnittführung:

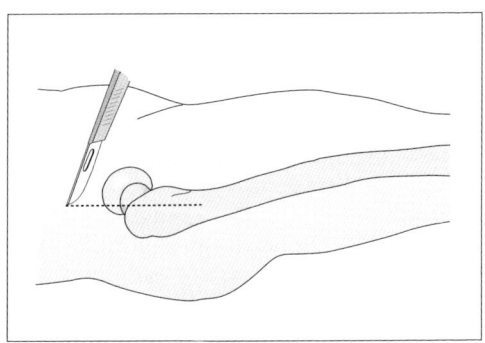

Osteosynthese mittels DHS (dynamische Hüftschraube)

Indikation: Der Patient sei heute in häuslicher Umgebung auf die rechte Hüfte gestürzt. Klinisch erkennt man ein verkürztes und außenrotiertes Bein rechts bei intakter peripherer Durchblutung und Sensomotorik. Radiologisch zeigt sich eine pertrochantäre Fraktur mit intakter medialer Abstützung. Es wird die Indikation zur Osteosynthese mittels DHS gestellt.

Operation: Spinalanästhesie und Lagerung des Patienten auf dem Extensionstisch (s. unten). Single-Shot-Antibiose i. v. präoperativ. Unter Bildwandlerkontrolle erfolgt die geschlossene Reposition durch Abduktion, Innenrotation, Flexion und Längszug. Hautdesinfektion und steriles Abdecken. Zugang per Hautschnitt entlang der Femurachse (s. oben, „Femurkopfendoprothese bei Schenkelhalsfraktur") von etwa 15 cm Länge mit Beginn 2 Fingerbreit unterhalb des Trochanter major. Subkutane Präparation auf den Tractus iliotibialis und Längsspaltung desselben. Nun erfolgen das Ablösen des M. vastus lateralis von der Membrana intermuscularis und das Abschieben nach ventral (falls notwendig erfolgt eine Einkerbung im Bereich des Tuberculum innominatum). Darstellen des proximalen Femurschafts ohne Abschieben des Periosts. Zur Festlegung der Antetorsion des Schenkelhalses wird ein Kirschner-Draht über das DHS-Zielgerät ventral über den Schenkelhals geschoben und die Spitze ein wenig in den Femurkopf geschlagen. Aufsetzen des 135°-Zielgeräts laterodorsal am Femur. Nun werden die äußere Kortikalis mit dem Spiralbohrer aufgebohrt und der Zieldraht eingebracht, bis die Spitze subchondral im Femurkopf zu liegen kommt. Die Kontrolle sowohl im a.p. als auch im axialen Strahlengang zeigt eine gute Stellung des Zieldrahtes (dorsokaudal im Schenkelhals; der Führungsdraht muss perfekt liegen, weil nach diesem Arbeitsschritt eine Änderung nicht mehr möglich ist). Bestimmung der Schraubenlänge mit dem Messgerät über den Führungsdraht. Nun wird der Antetorsions-Kirschner-Draht entfernt. Aufbohren mit dem 3-Stufen-

Bohrer, wobei die Spitze des Bohrers 10 mm subchondral zu liegen kommt (darauf achten, dass der Führungsdraht beim Überbohren nicht verbogen wird, da ansonsten das Implantat falsch zu liegen kommen kann). Nun erfolgt das Vorschneiden des Gewindes mit dem DHS-Gewindeschneider (bei osteoporotischem Knochen darf der Gewindeschneider nicht verwendet werden). Die Schenkelhalsschraube wird nun eingeschraubt, bis die Nullmarke die laterale Kortikalis erreicht (bei osteoporotischem Knochen sollte man die Schraube etwa 5 mm tiefer eindrehen) und der Handgriff des DHS-Schlüssels parallel zur Femurachse steht (sonst kann die Platte nicht am Femurschaft platziert werden). Nun wird die DHS-Platte über die kurze Verbindungsschraube auf dem Femurschaft positioniert, die Verbindungsschraube wird gelöst und der Führungsdraht über die Bohrmaschine entfernt. Einschlagen der DHS-Platte. Besetzen der Plattenlöcher mit bikortikalen Schrauben (optional kann nun apikal der Schenkelhalsschraube das Einbringen einer Antirotationsschraube über ein Parallelzielgerät erfolgen). Die abschließende Bilddokumentation ergibt eine anatomische Reposition der Fraktur bei korrekter Lage des Osteosynthesematerials. Einlage einer tiefen Redon-Dainage plattennah. Rückverlagerung der Muskulatur und fortlaufende Naht des Tractus iliotibialis. Hautklammerung. Steriler Wundverband.

Procedere: Regelmäßige Wundkontrollen. Belassen der Drainage je nach Sekretionsmenge für 24–48 Stunden postoperativ. Klammerentfernung am 12.–14. postoperativen Tag. Vollbelastung in Anhängigkeit von Schmerzen frühzeitig unter physiotherapeutischer Anleitung. Thromboseprophylaxe bis zur sicheren vollen Mobilisation. Röntgenkontrolle postoperativ nach Zug der Redon-Drainage sowie nach 6, 10 und 16 Wochen. Metallentfernung nur bei Beschwerden.

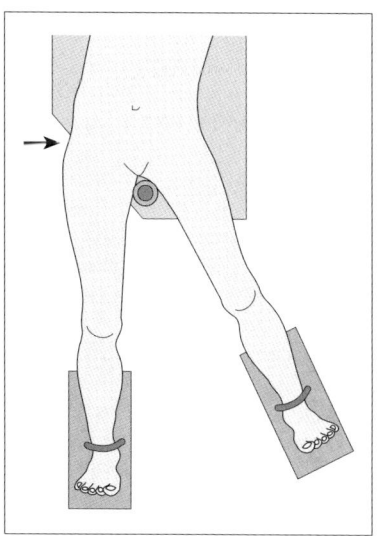

Lagerung auf dem Extensionstisch: Lagerung auf dem Rücken, beide Beine sind in Extensionsschuhen fixiert. Ein Herunterziehen des Patienten wird durch eine Stange im Schritt verhindert. Durch diese Lagerung wird die Reposition vereinfacht, und die Fraktur kann mit dem Bildwandler in allen Ebenen beurteilt werden. Alternativ zur Skizze kann das nicht zu operierende Bein wie auf einem gynäkologischen Stuhl abgewinkelt hochgelagert werden.

Lage des Osteosynthesematerials:

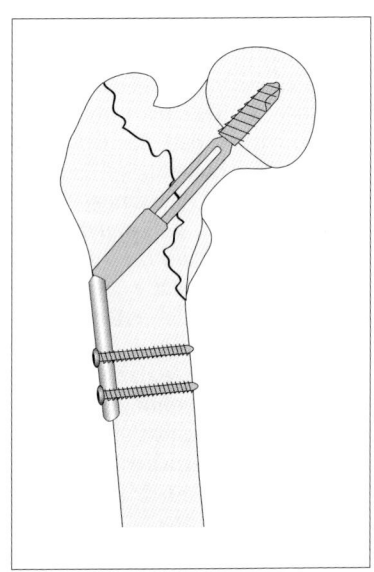

Osteosynthese mittels PFN (proximaler Femurnagel)

Indikation: Der Patient sei heute in häuslicher Umgebung auf die rechte Hüfte gestürzt. Klinisch erkennt man ein verkürztes und außenrotiertes Bein rechts. Radiologisch zeigt sich eine pertrochantäre Femurfraktur rechts. Es wird die Indikation zu geschlossener Reposition und Osteosynthese mittels PFN gestellt.

Operation: Lagerung des Patienten auf dem Extensionstisch [s. oben, „Osteosynthese mittels DHS (dynamische Hüftschraube)"] und Spinalanästhesie. I.v.-Antibiotikaprophylaxe präoperativ. Nun erfolgen die geschlossene Reposition der Fraktur und die Kontrolle des Ergebnisses mittels Bildwandler. Sorgfältige Hautdesinfektion und steriles Abdecken. Bestimmen des distalen Nageldurchmessers mittels Planungsfolie. Nun erfolgt eine Inzision etwa 5–8 cm proximal der Trochanterspitze über eine Länge von etwa 5 cm. Parallele Inzision der Faszie des M. gluteus medius und Spalten desselben in Faserrichtung. Platzieren des Führungsdrahtes, sodass der Nageleintrittspunkt auf oder leicht lateral der Spitze des Trochanter major in der gebogenen Verlängerung des Markraums zu liegen kommt (s. unten). Weiterhin wird darauf geachtet, dass der Führungsdraht in einem Winkel von etwa 6° zum Femurschaft etwa 15 cm tief eingebracht wird (alternativ kann der Führungsdraht auch perkutan eingeschoben werden, sodass der Zugang dann anschließend über dem Draht angelegt wird). Kontrolle der Lage des Führungsdrahts im a.p. sowie im axialen Strahlengang. Nun wird der Femur mittels durchbohrtem Spiralbohrer über den Führungsdraht und mit Gewebeschutz bis zum Anschlag an der Gewebeschutzhülse aufgebohrt (alternativ kann das Aufbohren mit einem Pfriem durchgeführt werden). Gewebeschutz und Führungsdraht werden entfernt. Kontrolle des korrekten Zusammenbaus von Nagel und Zielbügel. Einbringen des vorher ausgemessenen Nagels am Zielbügel unter leichten Drehbewegungen. Anschließend wird ein Führungsdraht für die Schenkelhalsschraube über den Zielbügel und eine Stichinzision im kaudalen Bereich des Femurkopfes platziert, wobei der Führungsdraht 5 mm tiefer als die geplante Schenkelhalsschraube zu liegen kommt (subchondral). Kontrolle der Lage unter Bildwandlerkontrolle (Mitte der unteren Hälfte des Collum femoris, zentral im Schenkelhals). Nun wird ebenfalls über den Zielbügel ein Führungsdraht für die Antirotationsschraube kranial der Schenkelhalsschraube eingebracht, wobei dieser 10–15 mm kürzer als der vorherige Führungsdraht gewählt wird. Um eine eventuelle Rotation des medialen Fragments beim Einbringen der Schenkelhalsschraube zu vermeiden, erfolgen zunächst das Ausmessen, das Aufbohren und das Platzieren der Antirotationsschraube. Anschließend erfolgen das Ausmessen und das Überbohren des Schenkelhalsschraubenführungsdrahtes mittels vorher eingestelltem Stufenbohrer. Einbringen der Schenkelhalsschraube (bei Bedarf kann in die Schenkelhalsschraube noch eine Kompressionsmutter montiert werden; nicht empfehlenswert bei osteoporotischem Knochen). Anschließend erfolgt nach Setzen einer Stichinzision das Verriegeln über den Zielbügel mit Bohrbüchse proximal. Lösen des Zielbügels mit Hilfe des 6-Kant-Schlüssels. Einbringen der Verschlussschraube kranial in den PFN. Die abschließende Bilddokumentation ergibt eine tadellose Lage des Osteosynthesematerials sowie eine anatomische Frakturreposition. Ausgiebige Spülung. Einlage einer Redon-Drainage subkutan. Subkutannaht. Abschließende Hautklammerung nach Wunddesinfektion und Anlage eines Wundverbands.

Procedere: Regelmäßige Wundkontrollen. Redon-Drainagen-Entfernung am 1.–2. postoperativen Tag je nach Sekretionsmenge. Entfernung des Klammermaterials am 12.–14. postoperativen Tag. Mobilisation unter voller Belastung gemäß Beschwerden erlaubt. Thromboseprophylaxe bis zur sicheren vollen Mobilisation. Radiologische Kontrollen postoperativ nach Zug der Redon-Drainage sowie nach 6, 10 und 16 Wochen. Eine Entfernung des Osteosynthesematerials ist nicht vorgesehen.

**Lage des Osteo-
synthesematerials:**

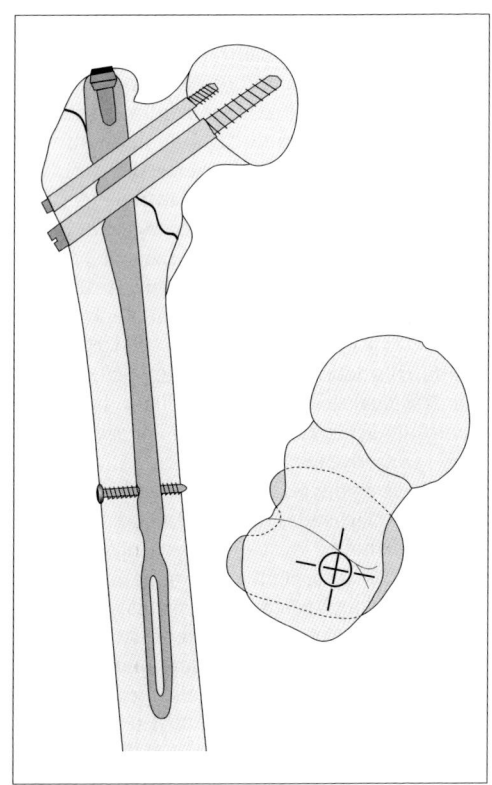

Osteosynthese mittels Gammanagel

Indikation: Der Patient sei heute in häuslicher Umgebung auf die linke Hüfte
gestürzt. Klinisch erkennt man ein verkürztes und außenrotiertes Bein links.
Durchblutung und Sensomotorik distal erhalten. Radiologisch zeigt sich eine
pertrochantäre Femurfraktur links. Es wird die Indikation zu geschlossener Reposition und Osteosynthese mittels Gammanagel gestellt.

Operation: Lagerung des Patienten auf dem Extensionstisch [s. oben, „Osteosynthese mittels DHS (dynamische Hüftschraube)"] und Spinalanästhesie. I.v.-
Antibiotikaprophylaxe präoperativ. Nun erfolgen die geschlossene Reposition
der Fraktur und die Kontrolle des Ergebnisses mittels Bildwandler. Sorgfältige
Hautdesinfektion und steriles Abdecken. Bestimmen des passenden Nagels

mittels zum Osteosynthesematerial gehöriger Planungsfolie. Palpation des Trochanter major und Setzen einer etwa 5 cm langen Inzision horizontal verlaufend nach proximal. Eröffnen der Fascia lata und stumpfes Spreizen der Muskulatur unmittelbar über der Trochanterspitze. Eröffnen des Markraums mit einem Pfriem auf der Trochterspitze an der Grenze zwischen dem vorderen Drittel und den hinteren zwei Dritteln. Einführen eines Führungsdrahtes mit Olive über den Pfriem. Aufbohren des Markraums mittels Bohrmaschine über den Führungsdraht. Entfernung des Führungsdrahtes. Kontrolle des korrekten Zusammenbaus von Nagel und Zielbügel. Einbringen des Gammanagels per Hand (falls notwendig erfolgt ein vorsichtiges Einschlagen). Korrekte Positionierung des Nagels unter Bildwandlerkontrolle, sodass das Loch für die Schenkelhalsschraube in der unteren Hälfte des Schenkelhalses zu liegen kommt. Nochmalige Kontrolle der sicheren Konnektion zwischen Zielbügel und Gammanagel. Nun erfolgt das Platzieren des Schenkelhals-Kirschner-Drahtes über den Zielbügel proximal nach Setzen einer kleinen Inzision. Röntgenologische Kontrolle der korrekten Lage des Drahtes (subchondral, in der unteren Hälfte des Femurkopfes und in der Mitte des Schenkelhalses). Nun erfolgen das Ausmessen und das Überbohren des Schenkelhalsschrauben-Kirschner-Drahtes mittels vorher eingestelltem Stufenbohrer. Einbringen der Schenkelhalsschraube mittels Handgriff, wobei am Ende der Handgriff in der Femurachse steht (alternativ im rechten Winkel dazu). Die Schraube findet guten Halt im Knochen. Entfernung des Handgriffs und Einbringen der Verschlussschraube (Madenschraube) proximal. Entfernen des Führungsdrahtes. Nun zeigt sich sowohl im a.p. als auch im axialen Strahlengang eine anatomische Reposition der Fraktur bei guter Lage des Osteosynthesematerials. Anschließend erfolgt nach Setzen einer Stichinzision das Verriegeln über den Zielbügel mit Bohrbüchse proximal. Auch diese Schraube findet sehr guten Halt. Lösen des Zielbügels. Die abschließende Bilddokumentation ergibt eine anatomische Frakturreposition bei tadelloser Lage des Osteosynthesematerials. Ausgiebige Spülung. Einlage einer Redon-Drainage subkutan. Subkutannaht. Abschließende Hautklammerung nach Wunddesinfektion. Anlage eines Wundverbands.

Procedere: Regelmäßige Wundkontrollen. Redon-Drainagen-Entfernung am 1.–2. postoperativen Tag je nach Sekretionsmenge. Entfernung des Nahtmaterials 12–14 Tage postoperativ. Mobilisation unter voller Belastung gemäß Beschwerden erlaubt. Thromboseprophylaxe bis zur sicheren vollen Mobilisation. Radiologische Kontrollen postoperativ nach Zug der Redon-Drainage sowie nach 6, 10 und 16 Wochen. Eine Entfernung des Osteosynthesematerials ist nicht vorgesehen.

Lage des Osteosynthesematerials:

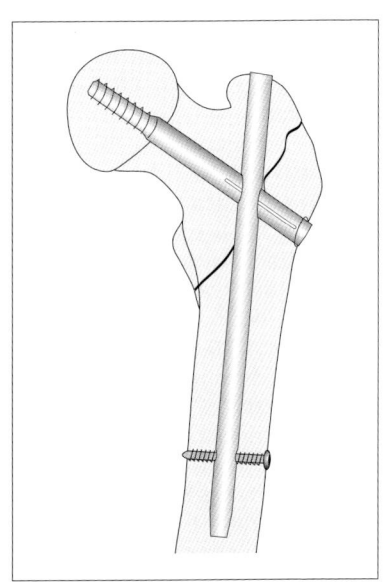

Osteosynthese mittels Universalnagel am Femur

Indikation: Der Patient sei mit dem Motorrad gestürzt und auf die linke Körperhälfte gefallen. Klinisch zeigt sich der linke Oberschenkel in Fehlstellung bei intakter peripherer Durchblutung und Sensomotorik. Radiologisch imponiert eine Querfraktur des Femurschafts links. Es wird die Indikation zu geschlossener Reposition und Osteosynthese mittels Universalnagel gestellt.

Operation: Der Eingriff erfolgt in Spinalanästhesie. Rückenlagerung auf dem Extensionstisch [s. oben, „Osteosynthese mittels DHS (dynamische Hüftschraube)"]. Single-Shot-Antibiose i. v. präoperativ. Zunächst erfolgen die geschlossene Reposition der Fraktur und das Ausmessen der notwendigen Größe des Osteosynthesematerials mit der handelsüblichen Schablone. Nach sorgfältiger Hautdesinfektion und sterilem Abdecken wird eine etwa 8 cm lange Längsinzision oberhalb des Trochanter major gesetzt. Einbringen des Führungsdrahtes in den Femur und Kontrolle desselben im a.p. sowie im axialen Strahlengang (der Eintrittspunkt liegt unmittelbar in der Fossa piriformis, lateral und ventral der Trochanterspitze). Eröffnen des Markraums mit dem Käsebohrer über den liegenden Führungsdraht. Anschließend werden beide Instrumente entfernt. Einführen des Bohrdorns mit zurückversetzter Olive durch die Frakturzone bis in das Kondylenmassiv unter Bildwandlerkontrolle. Der Markraum wird nun sukzessive über den Bohrdorn aufgebohrt (je nach Größe des vorher ausgemessenen Nagels; der Durchmesser des letzten Bohrkopfes entspricht dem Durchmesser des Nagels). Einlage eines Markraumrohrs und Auswechseln des Bohrdorns gegen den Führungsstab über das Markraumrohr in Seldinger-Technik. Entfernung des Markraumrohrs. Anschließend wird die korrekte Montage des Femurnagels mit dem Zielbügel überprüft. Nun wird der präoperativ ausgemessene Universalnagel über den Führungsstab eingeführt. Entfernung des Führungsdrahtes. Eine Bildwandlerkontrolle ergibt eine anatomische Reposition der Fraktur bei tadelloser Lage des Osteosynthesematerials. Umlagerung beider Beine zum Vergleich der Rotation. Anschließend 2 fache Verriegelung proximal über den Zielbügel. Entfernung des Zielbügels. Die distale Verriegelung erfolgt mittels Freihandtechnik. (Unbedingt auf die perfekt senkrechte Bildwandlereinstellung achten, in der die Löcher absolut rund sind. Außerdem muss das Bildwandlerbild dem Operationsfeld des Operateurs entsprechen, das heißt das rechte Loch im Operationsfeld muss auch das rechte Loch auf dem Bildschirm sein. Dann werden freihändig exakt senkrechte Bohrlöcher durch die Nagellöcher angelegt und bikortikale Schrauben eingesetzt.) Die abschließende Bildwandlerkontrolle zeigt eine nahezu anatomische Reposition der Fraktur bei korrekter Lage des Osteosynthesematerials. Ausgiebige Spülung. Subtile Blutstillung. Einlage einer Redon-Drainage subfaszial im Bereich der Nageleintrittsstelle. Fortlaufende Fasziennaht. Abschließende Hautklammerung. Wunddesinfektion. Wundverband.

Procedere: Regelmäßige Wundkontrollen. Klammerentfernung 12–14 Tage postoperativ. Lagerung des rechten Beines in 90°-90°-Stellung. Mobilisation unter 15 kg Teilbelastung während 6 Wochen. Thromboseprophylaxe bis zur sicheren vollen Mobilisation. Radiologische Kontrolle postoperativ nach Zug der Redon-Drainage sowie nach 6, 10 und 16 Wochen. Bei guter Stellung 6 Wochen postoperativ Dynamisierung des Nagels mit anschließendem Übergang auf die volle Belastung innerhalb von 2 Wochen. Eine Entfernung des Nagels wird nach 1,5–2 Jahren empfohlen.

Lage des Osteosynthesematerials:

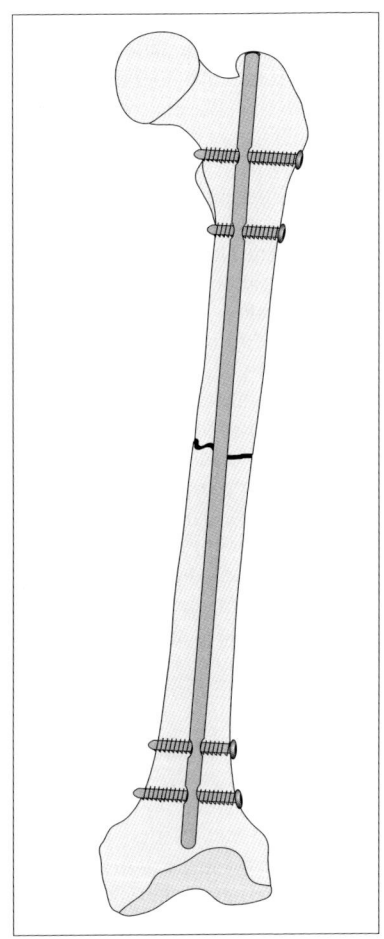

Osteosynthese mittels UTN (ungebohrter Tibianagel)

Indikation: Der Patient sei beim Skifahren gestürzt und leide seitdem unter stärksten Schmerzen im Bereich des rechten Unterschenkels. Laufen sei nicht mehr möglich gewesen. Klinisch präsentiert sich der rechte Unterschenkel in deutlicher Fehlstellung bei intakter peripher Durchblutung und Sensomotorik. Radiologisch zeigt sich eine Unterschenkeltorsionsfraktur im Schaftbereich rechts. Bei guten Weichteilverhältnissen wird die Indikation zu geschlossener Reposition und Osteosynthese mittels UTN gestellt.

Operation: UTN-Lagerung (Rückenlage des Patienten, wobei das Knie des zu operierenden Beines 70–90° über eine Knierolle abgewinkelt wird). Single-Shot-Antibiose i. v. präoperativ. Ausmessen des Nagels mit der handelsüblichen Schablone. Nach sorgfältiger Hautdesinfektion und sterilem Abdecken erfolgt eine etwa 5 cm lange Inzision distal der Unterkante der Patella senkrecht über dem Lig. patellae. Spaltung des Lig. patellae in Faserrichtung (alternativ ist das stumpfe Abschieben des Lig. patellae nach lateral möglich). Einbringen des Führungsdrahtes in die Tibia knapp distal des Tibiaplateaus, leicht lateral unterhalb des Tuberculum intercondylare laterale und genau in der Verlängerung der proximalen Tibiavorderkante. Kontrolle der Lage im a.p. sowie im seitlichen Strahlengang. Der Führungsdraht wird mit dem Käsebohrer unter Gewebsschutz überbohrt. Nun wird die korrekte Montage von Nagel, Zielbügel und Einschlagvorrichtung überprüft. Einbringen des Nagels bis zur Krümmung per Hand. Einschlagen des Nagels auf der verbleibenden Strecke und Auffädeln der Fraktur. Nach vollständigem Einbringen des Nagels zeigt sich eine in Bezug auf Achse und Rotation sowie Länge praktisch anatomische Reposition der Tibiafraktur in beiden Ebenen. Nun erfolgt die distale, 3 fache Verriegelung mittels Freihandtechnik (s. oben, „Osteosynthese mittels Universalnagel am Femur"). Anschließend wird die proximale Verriegelung mittels dynamischer und statischer Schraube über den Zielbügel durchgeführt. Einbringen der Verschlusskappe proximal. Die Bildwandlerkontrolle zeigt eine gute Reposition der Fraktur bei korrekter Lage des Osteosynthesematerials. Bilddokumentation. Ausgiebige Spülung. Einlage einer Redon-Drainage im Bereich der Nageleintrittsstelle. Fortlaufende Naht des Lig. patellae. Adaptierende Subkutannaht. Hautdesinfektion. Anschließende Klammernaht. Wunddesinfektion. Wundverband.

Procedere: Regelmäßige Wundkontrollen. Kompartmentkontrolle. Entfernung der Redon-Drainage am 1.–2. postoperativen Tag je nach Fördermenge. Klammerentfernung 12–14 Tage postoperativ. Radiologische Kontrollen postoperativ nach Zug der Redon-Drainage sowie nach 6 und 16 Wochen. Mobilisation unter 15 kg Teilbelastung für 6 Wochen. Bei guter Stellung 6 Wochen postoperativ Dynamisierung des Nagels mit anschließendem raschen Übergang auf die volle Belastung. Thromboseprophylaxe bis zur sicheren vollen Mobilisation. Eine Metallentfernung wird in 1,5–2 Jahren empfohlen.

Schnittführung:

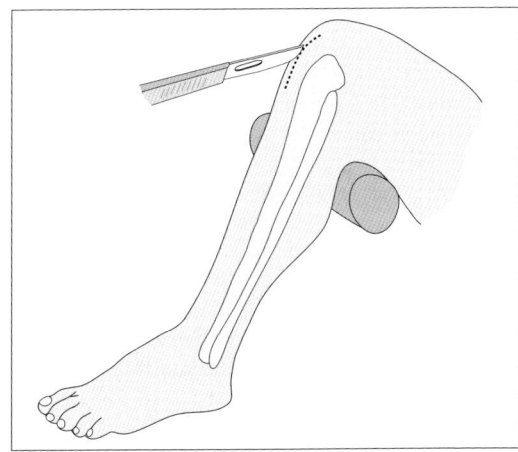

Lage des Osteosynthesematerials:

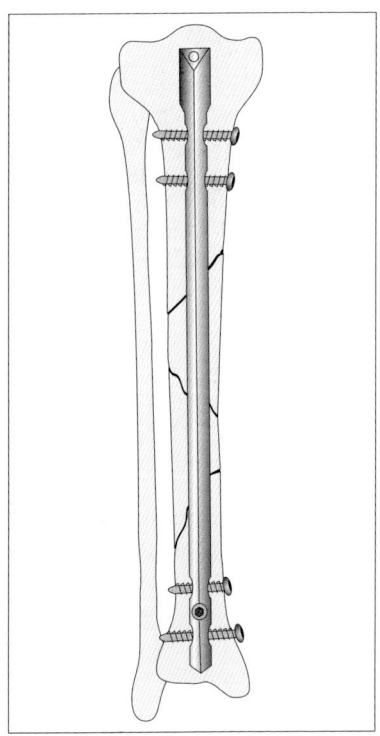

Plattenosteosynthese Tibia

Indikation: Der Patient sei am Abend beim Rodeln gestürzt, wobei der rechte Unterschenkel unter den Schlitten geriet. Klinisch zeigt sich ein leicht dislozierter Unterschenkel rechts bei intakter Durchblutung und Sensomotorik. Radiologisch imponieren eine im unteren Drittel gelegene Fraktur der Tibia sowie eine hohe Schrägfraktur der Fibula. Es wird die Indikation zur Plattenosteosynthese gestellt.

Operation: Der Eingriff erfolgt in Rückenlage und Spinalanästhesie. Single-Shot-Antibiose i. v. präoperativ. Sorgfältige Desinfektion und steriles Abdecken des Operationsfeldes. Es erfolgt ein Längsschnitt leicht lateral der Tibiakante mit einer Länge von etwa 7 cm auf Höhe der Fraktur. Anschließend wird die Fraktur sehr sparsam dargestellt. Unter leichtem Zug werden die Fraktur reponiert und das Ergebnis mit 2 Weber-Zangen gehalten. Anpassen einer Osteosyntheseplatte aus Titan auf die Medialfläche der Tibia durch Schränken und Biegen der Platte. Einschieben der Platte unter die Weichteile. Nun erfolgt das Anbringen einer proximalen und einer distalen Schraube. Weiterhin erfolgt das Einbringen einer Zugschraube durch die Platte von proximal nach distal senkrecht auf den Frakturspalt. Anbringen einer Spongiosa- und einer weiteren Kortikalisschraube distal der Fraktur sowie von 2 weiteren Kortikalisschrauben proximal der Fraktur an der Platte jeweils über Stichinzisionen (die Schrauben werden unterschiedlich und je nach Fraktur platziert). Die Röntgenkontrolle zeigt nun eine gute Stellung der Fraktur sowie eine korrekte Lage des Osteosynthesematerials in beiden Projektionen. Ausgiebige Spülung. Einlage einer Redon-Drainage. Subkutannaht und Hautverschluss mittels Rückstichnähten. Steriler Verband.

Procedere: Regelmäßige Wundkontrollen. Entfernung der Redon-Drainage je nach Sekretionsmenge nach 24–48 Stunden. Hochlagerung der Extremität. Entfernung des Nahtmaterials nach 12–14 Tagen. Ab dem 2. Tag Mobilisation an Stöcken unter pysiotherapeutischer Anleitung mit Teilbelastung von 20 kg über 6 Wochen. Danach Steigerung bis zur Vollbelastung nach 8 Wochen. Röntgenkontrollen postoperativ nach Zug der Redon-Drainage sowie nach 6, 10 und 16 Wochen. Das Metall kann frühestens nach 18 Monaten entfernt werden.

Lage des Osteosynthesematerials:

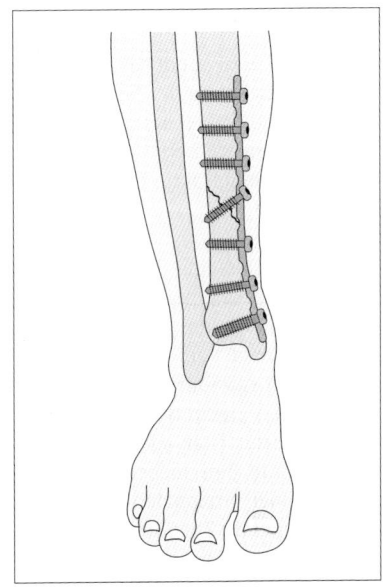

Fixateur externe Tibia

Indikation: Der Patient sei beim Skifahren mit einem Schneefahrzeug zusammengestoßen, wobei der linke Unterschenkel unter das Pistenfahrzeug geriet. Klinisch zeigt sich der linken Unterschenkel mit Fehlstellung bei intakter peripherer Durchblutung und Sensomotorik. Radiologisch imponiert eine Unterschenkelfraktur im mittleren Bereich. Wegen der ausgeprägten Weichteilschäden der Extremität auch im Frakturbereich wird die Indikation zur Versorgung mittels Fixateur externe gestellt.

Operation: Die Operation erfolgt in Rückenlage und Spinalanästhesie. Single-Shot-Antibiose i. v. präoperativ. Sorgfältige Desinfektion und steriles Abdecken. Nach provisorischer Reposition wird eine selbstbohrende Schanz-Schraube unmittelbar proximal des oberen Sprunggelenks senkrecht in die Tibia medial des M. extensor hallucis longus eingebohrt. Anschließend Platzierung einer identischen Schraube proximal der Fraktur am Übergang von Meta- zu Diaphyse etwas medial der Tibiakante (somit wurden die beiden äußeren Pfeiler des Systems installiert). Montage eines Rohres an den Schanz-Schrauben mit je einer Backe, wobei 2 weitere Backen bereits dazwischen vormontiert wurden. Nun wird die Fraktur nochmals an den Schanz-Schrauben nachreponiert. Es erfolgt die Montage der beiden frakturnahen Schanz-Schrauben über die bereits ange-brachten Backen. Anschließend erfolgt nochmals eine exakte Nachreposition der Fraktur im Fixateur, wobei die beiden frakturnahen Schanz-Schrauben als Joysticks benutzt werden (alternatives Montageverfahren: Die proximalen und distalen Schraubenpaare werden jeweils unter axialer Vorspannung miteinan-der verbunden, dann erfolgt die definitive Frakturreposition, die mittels einer dritten Stange zwischen den anderen beiden Stangen mit Tube–to-Tube-Klem-men gesichert wird). In der radiologischen Kontrolle lassen sich sowohl in der seitlichen, als auch in der a.p. Aufnahme gute Achsenverhältnisse und eine ta-dellose Lage des Osteosynthesematerials erkennen. Gründliche Reinigung von Bein und Fixateur externe. Die Pin-Eintrittsstellen werden mit Kompressen versorgt. Das Bein wird mit Polsterwatte gewickelt.

Procedere: Mobilisation unter Abrollen ab dem ersten postoperativen Tag und für die Dauer von 6 Wochen. Radiologische Kontrollen postoperativ sowie nach 6, 10 und 16 Wochen. Bei Vorliegen unverändert guter Achsverhältnisse und be-ginnendem knöchernen Durchbau wird eine Belastungssteigerung um etwa 15 kg pro Woche empfohlen. Es sollte eine Vollbelastung nach 10–12 Wochen er-reicht werden. Thromboseprophylaxe bis zur sicheren vollen Mobilisation. Bei Vorliegen eines guten ossären Durchbaus sollte der Fixateur externe nach etwa 12 Wochen entfernt werden. Abschließende Jahresröntgenkontrolle.

Lage des Osteo-synthesematerials:

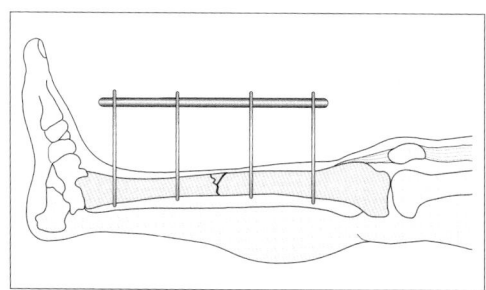

Osteosynthese bei Fraktur des oberen Sprunggelenks (OSG) (Schraubenosteosynthese Malleolus medialis und Plattenosteosynthese Malleolus lateralis)

Indikation: Der Patient sei beim Mopedfahren gestürzt und klagt seitdem über Schmerzen im Bereich des rechten OSG. Klinisch zeigt sich eine mäßige Schwellung über beiden Malleolen bei intakter peripherer Durchblutung und Sensomotorik. Radiologisch ist die Fibula auf Höhe der Syndesmose frakturiert.

Es besteht weiterhin eine Fraktur des Malleolus medialis. Es wird die Indikation zur osteosynthetischen Versorgung mittels Schrauben am Malleolus medialis und einer Platte am Malleolus lateralis gestellt.

Operation: Der Eingriff erfolgt in Rückenlage und Spinalanästhesie. Single-Shot-Antibiose i. v. präoperativ. Sorgfältige Desinfektion und steriles Abdecken. Nun erfolgt ein kleiner, leicht gebogener Hautschnitt über dem Malleolus medialis rechts. Darstellen der Fraktur und Säubern der Fraktur von Periost und Hämatom. Reposition und Halten der Fraktur mittels Weber-Zange. Einbringen zweier paralleler Spongiosazugschrauben. Spülung und Einlage einer Redon-Drainage. Subkutannaht mit versenkten Einzelknöpfen. Hautverschluss mittels fortlaufender Naht. Nun erfolgt ein Hautschnitt über dem Außenknöchel. Darstellen der Fraktur und Säubern der Fraktur von Periost und Hämatom. Eine Überprüfung mittels Hakentest und unter Durchleuchtung zeigt eine intakte Syndesmose bei Fraktur auf deren Höhe. Es handelt sich somit um einen Frakturtyp Weber B. Nun erfolgen die Reposition und das Halten der Fraktur mittels Weber-Zange. Anschließend erfolgt das Einbringen einer Zugschraube von ventral senkrecht durch die Fraktur. Zur weiteren Osteosynthese wird eine 5-Loch-Drittelrohrplatte ausgesucht und angepasst. Anschrauben dieser an die laterale Fibula mittels zweier Kortikalisschrauben proximal der Fraktur sowie einer Kortikalisschraube und einer Spongiosaschraube distal davon. In der Bildwandlerkontrolle zeigen sich die korrekte Lage des Osteosynthesematerials sowie eine anatomische Reposition der Fraktur, welche bewegungsstabil ist. Ausgiebiges Spülen. Einlage einer Redon-Drainage. Adaptierende Subkutannaht. Hautnaht mittels fortlaufender Naht. Wunddesinfektion und steriler Verband. Anlage einer Unterschenkelschiene.

Procedere: Regelmäßige Wundkontrollen. Entfernung der Redon-Drainagen je nach Sekretionsmenge nach 24–48 Stunden. Entfernung des Nahtmaterials nach 12–14 Tagen. Nach Abschwellen und Zug der Redon-Drainagen Anpassen einer Vacuped-Schiene (alternativ kann auch ein Gips angelegt werden). Darin bei Gehen an Stöcken Abrollbelastung für 3 Wochen. Danach Teilbelastung mit 15 kg für weitere 3 Wochen, währenddessen Tragen der Vacuped-Schiene. Nach Abnahme der Vacuped-Schiene rascher Übergang auf Vollbelastung. Thromboseprophylaxe bis zur sicheren vollen Mobilisation. Radiologische Stellungskontrolle nach Zug der Redon-Drainagen sowie nach 6, 10 und 16 Wochen. Jahreskontrolle. Metallentfernung ein Jahr postoperativ.

Lage des Osteosynthesematerials:

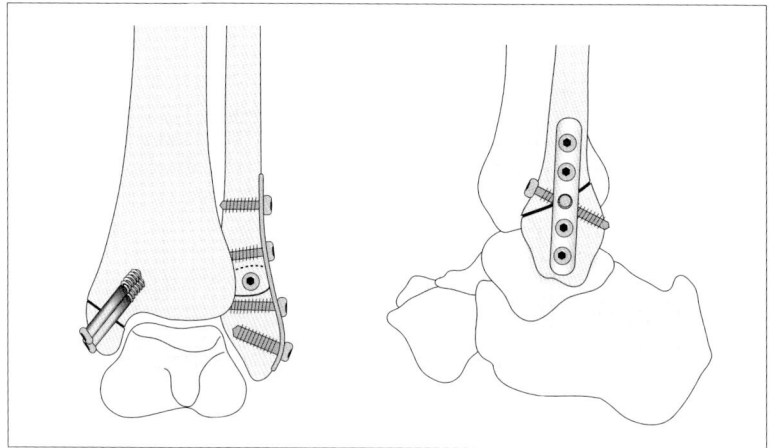

Plattenosteosynthese Malleolus lateralis in Anti-Glide-Position

Indikation: Der Patient sei am Morgen auf Glatteis ausgerutscht und zog sich dabei ein Pronationstrauma des rechten oberen Sprunggelenkes (OSG) zu. Klinisch zeigt sich eine leichte Schwellung über dem Malleolus lateralis bei intakter Durchblutung und Sensomotorik. Radiologisch imponiert eine nur mäßig dislozierte OSG-Fraktur Typ Weber B rechts. Bei lediglich leichter Schwellung wird die Indikation zur osteosynthetischen Versorgung gleichentags gestellt.

Operation: Die Operation erfolgt in Rückenlage und Spinalanästhesie. Single-Shot-Antibiose i. v. präoperativ. Desinfektion und steriles Abdecken des Operationsfeldes. Nun erfolgt ein Hautschnitt auf Höhe der Fraktur dorsolateral über der Fibula. Scharfe Präparation bis auf den Knochen. Es entleert sich Frakturhämatom. Der dorsale Anteil der Fraktur wird freigelegt, das Periost nach distal und proximal abgeschoben. Die Fraktur wird reponiert und mit einer Repositionszange gehalten. Dorsolateral werden eine 4-Loch-Drittelrohrtitanplatte angelegt und die beiden proximalen Löcher mit bikortikalen Schrauben besetzt. Die Schrauben finden sehr guten Halt. Die anschließende Bildwandlerkontrolle zeigt eine gute, bewegungsstabile Reposition der Fraktur bei korrekt liegendem Osteosynthesematerial. Spülung. Anlage einer Redon-Drainage. Adaptierende Subkutannaht. Fortlaufende Hautnaht. Steriler Wundverband.

Procedere: Regelmäßige Wundkontrollen. Entfernung der Redon-Drainage je nach Sekretionsmenge nach 24–48 Stunden. Entfernung des Nahtmaterials nach 12–14 Tagen. Anfangs konsequente Hochlagerung. Belastung mit 15 kg für 4 Wochen, danach Steigerung um 20 kg pro Woche bis zur Vollbelastung. Thromboseprophylaxe bis zur sicheren vollen Mobilisation. Röntgenkontrollen postoperativ nach Zug der Redon-Drainage sowie nach 6, 10 und 16 Wochen. Metallentfernung, wenn gewünscht, frühestens nach 9–12 Monaten.

Lage des Osteosynthesematerials:

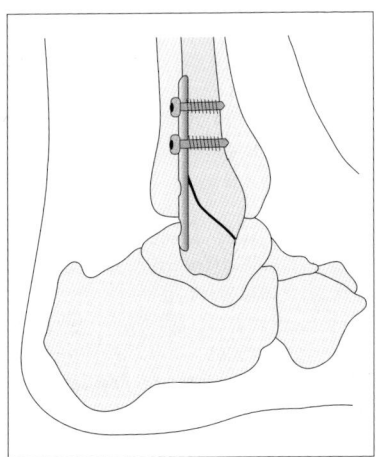

Dynamisierung UTN (ungebohrter Tibianagel)

Indikation: Bei dem Patienten wurde vor 6 Wochen wegen einer Unterschenkelfraktur ein ungebohrter Tibianagel (UTN) implantiert. Bisher unauffälliger Heilungsverlauf bei 15 kg Teilbelastung. Wie bei der Implantation festgelegt, wird nun die Dynamisierung des Nagels durchgeführt.

Operation: Die Operation erfolgt in Rückenlage. Nach sorgfältiger Hautdesinfektion und sterilem Abdecken erfolgt im Bereich der statischen Schraube proximal das Setzen der Lokalanästhesie über der alten Narbe (Feldblock). Anlage einer Stichinzision über der alten Narbe und Lokalisation der Schraube (evtl. unter Bildwandlerkontrolle, falls ein Auffinden durch darüber liegende Weichteile nicht gelingt). Die Schraube kann nun problemlos entfernt werden. Spülung. Hautnaht mittels einem Einzelstich. Wunddesinfektion. Wundverband.

Procedere: Regelmäßige Wundkontrollen. Fadenentfernung 12–14 Tage postoperativ. Belastungssteigerung um 15–20 kg pro Woche bis zum Erreichen des vollen Körpergewichts. Thromboseprophylaxe bis zur sicheren vollen Mobilisation. Radiologische Kontrolle nach 4 und 10 Wochen sowie nach einem Jahr. Eine vollständige Metallentfernung wird nach 18–24 Monaten empfohlen.

Metallentfernung oberes Sprunggelenk (OSG) (Malleolus medialis et lateralis)

Indikation: Bei Zustand nach Bimalleolarfraktur Typ Weber B links mit operativer Versorgung vor etwa 14 Monaten ist die Fraktur nun einwandfrei ausgeheilt und der Patient beschwerdefrei. Wie bei der Implantation festgelegt, wird nun die Entfernung des Osteosynthesematerials durchgeführt.

Operation: Die Operation erfolgt in Rückenlage und Spinalanästhesie. Single-Shot-Antibiose i. v. präoperativ. Partielle Eröffnung der Narbe über dem Malleolus medialis. Problemloses Auffinden der 2 Schrauben, zum Teil unter Bildwandlerkontrolle. Die festsitzenden Schrauben werden ausgedreht. Sorgfältige Spülung. Hautnaht. Danach erfolgt die sparsame ovuläre Exzision der Narbe über dem Malleolus lateralis. Die Drittelrohrplatte wird freipräpariert, die 4 festsitzenden Schrauben werden mühelos entfernt. Entfernen der Platte und Anfrischen des Plattenlagers. Spülen. Adaptierende Subkutannaht. Anlage einer Hautnaht. Steriler Verband.

Procedere: Regelmäßige Wundkontrollen. Fadenentfernung nach 12–14 Tagen. Rascher Übergang auf Vollbelastung. Thromboseprophylaxe bis zur sicheren vollen Mobilisation.

9 Amputation

Zehenamputation (transmetatarsal)

Indikation: Bei dem Patienten findet sich seit Wochen ein chronischer, therapieresistenter Infekt der rechten Kleinzehe. Radiologisch zeigen sich osteolytische Herde im Bereich der Endphalanx. Sämtliche klinischen und angiographischen Abklärungen ergaben, dass der Patient gefäßchirurgisch und interventionell-radiologisch nicht weiter sanierbar ist. Aufgrund der nicht vorhandenen Heilungstendenz wird in Absprache mit dem Patienten und den Angehörigen die Indikation zur Amputation gestellt.

Operation: Die Operation erfolgt in Rückenlage und Intubationsnarkose. Sorgfältige Desinfektion und steriles Abdecken. Single-Shot-Antibiose i. v. präoperativ. Unter Verzicht auf eine Blutsperre wird die Zehenbasis mit Bildung eines kleinen Hautlappens plantar umschnitten. Spitzovuläre Schnittführung dorsal. Weitere Präparation durch das Subkutangewebe. Durchtrennen der Streck- und Beugesehnen. Koagulation und Kürzung der Kollateralnerven. Absetzen der Zehe nach Durchtrennen des Os metatarsale V mit einer oszillierenden Säge. Ausgiebige Spülung. Der vorher ausgeschnittene Hautlappen wird nun über den Amputationsstumpf gestülpt und mittels Einzelknopfnähten befestigt. Nochmalige Desinfektion und steriler Verband.

Procedere: Regelmäßige Wundkontrollen. Kleiner Schutzverband bis zur Fadenentfernung nach 12–14 Tagen. Tragen eines Halluxschuhs zur Mobilisation. Thromboseprophylaxe bis zur sicheren vollen Mobilisation.

Schnittführung:

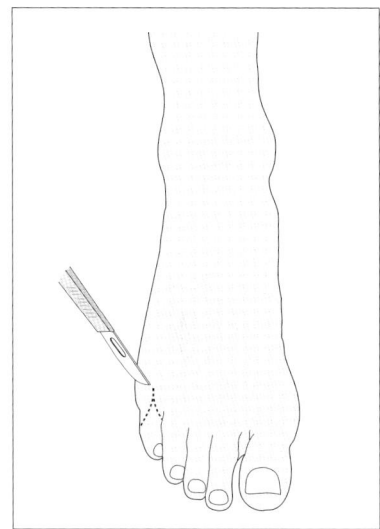

Unterschenkelamputation

Indikation: Bei Zustand nach multiplen gefäßchirurgischen Eingriffen mit rezidivierenden Bypass-Verschlüssen und Thrombektomien bzw. Lysetherapien stellt sich der Patient nun notfallmäßig mit einem erneuten Verschluss des femurokruralen Bypasses rechts vor. Klinisch imponiert an der Ferse eine nicht heilende, nekrotische Wunde. Sämtliche klinischen und angiographischen Abklärungen ergaben, dass der Patient gefäßchirurgisch und interventionell–radiologisch austherapiert ist. Es wird daher die Indikation zur Unterschenkelamputation rechts gestellt. Der Patient ist über die Situation, den Eingriff und die möglichen zugehörigen Risiken und Komplikationen informiert und einverstanden.

Operation: Der Eingriff erfolgt in Rückenlage und Spinalanästhesie. Single-Shot-Antibiose i. v. präoperativ. Desinfektion und steriles Abdecken. Einzeichnen der Schnittführung und Anlage des Hautschnitts im proximalen Bereich des Unterschenkels mit fischmaulartigem Verlauf zur Gewinnung eines möglichst langen Hautlappens dorsal. Anschließend erfolgt das Durchtrennen der Tibialis–anterior-Muskulatur unter fortlaufender Ligatur sämtlicher Gefäße und Darstellung des N. tibialis anterior. Darstellen der Fibula. Absetzen der Fibula mit einer oszillierenden Säge. Anschließend Darstellen der Tibia zirkulär und ebenfalls Absetzten derselben mit der oszillierenden Säge. Mit dem Amputationsmesser wird dorsal der beiden Unterschenkelknochen der dorsale Lappen nach distal hinauslaufend gebildet. Die A. tibialis posterior sowie der N. tibialis posterior werden selektiv dargestellt und unter Ligaturen abgesetzt. Beide Nerven werden mit langwirksamer Lokalanästhesie infiltriert (reduziert den Phantomschmerz). Peinlichst genaue Hämostase unter Ligatur sämtlicher blutenden Gefäße. Nun wird der dorsale Lappen durch Entfernen des M. soleus ausgedünnt. Die Poplitealgefäße werden ebenfalls je nach Größe ligiert oder umstochen. Abschrägen der vorderen Tibiakante und Brechen sämtlicher Knochenkanten mit der oszillierenden Säge. Der Stumpf wird nun mittels Einzelknopfnähten auf Faszienniveau gebildet. Einlage zweier Redon-Drainagen. Teilweise muss die Haut etwas nachreseziert werden. Hautnaht mit Donati-Rückstichnähten. Abschließende Desinfektion und steriler Verband.

Procedere: Regelmäßige Wundkontrollen. Zug der Redon-Drainage je nach Sekretionsmenge nach 12–48 Stunden. Thromboembolieprophylaxe mit Liquemin. Im Verlauf Vollliqueminisierung und Umstellung auf orale Antikoagulation mit Marcumar. Erster Verbandwechsel am zweiten postoperativen Tag. Fadenentfernung nach 14–21 Tagen. Im Verlauf Prothesenanpassung.

Schnittführung:

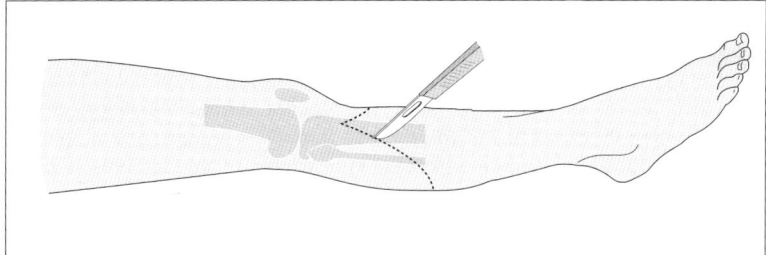

10 Erfassung und Verwaltung der operativen Eingriffe

Die kontinuierliche Erfassung der durchgeführten Eingriffe stellt für alle angehenden und auch etablierten Chirurgen wegen der über die Jahre anfallenden großen Datenmenge ein Problem dar. Von der einfachen Strichliste bis zur individuell erstellten Excel-Tabelle – eine Umfrage hat gezeigt, dass die meisten in der Chirurgie tätigen Ärzte auf eine fortlaufende Erfassung derzeit noch ganz verzichten.

Problematisch wird dies spätestens dann, wenn man die eigene operative Erfahrung ausweisen muss. Das passiert, wenn man sich zur Facharztprüfung anmeldet, bei Bewerbungen um eine neue Stelle oder wenn ein Nachweis der Operationserfahrung für ein Qualifikationsgespräch innerhalb kurzer Zeit fällig ist. Das nächtelange Auszählen der gesammelten Operationsberichte ist die mühsame Folge.

Aufgrund dessen drängen nun immer mehr Software-Lösungen zur Erfassung der Operationskataloge auf den Markt.